南方医科大学医学生通识教育系列读本

总主编丨陈敏生　黎孟枫　文民刚

医学教育中的仪式感

主　编　高一飞

编　者（以姓氏笔画为序）

李泽峰　南方医科大学深圳医院

吴佳荃　南方医科大学通识教育部

张艺旋　南方医科大学通识教育部

高一飞　南方医科大学通识教育部

郭璐怡　厦门大学附属妇女儿童医院

U0213623

人民卫生出版社

·北　京·

图书在版编目（CIP）数据

医学教育中的仪式感/高一飞主编.—北京:人民卫生出版社，2022.1

ISBN 978-7-117-32401-4

Ⅰ.①医… Ⅱ.①高… Ⅲ.①医学教育-教育研究 Ⅳ.①R-4

中国版本图书馆 CIP 数据核字（2021）第 234006 号

人卫智网	www.ipmph.com	医学教育、学术、考试、健康，购书智慧智能综合服务平台
人卫官网	www.pmph.com	人卫官方资讯发布平台

医学教育中的仪式感

Yixue Jiaoyu zhong de Yishigan

主　　编:高一飞
出版发行:人民卫生出版社（中继线 010-59780011）
地　　址:北京市朝阳区潘家园南里 19 号
邮　　编:100021
E - mail: pmph @ pmph.com
购书热线:010-59787592　010-59787584　010-65264830
印　　刷:北京盛通商印快线网络科技有限公司
经　　销:新华书店
开　　本:889×1194　1/32　印张:5
字　　数:121 千字
版　　次:2022 年 1 月第 1 版
印　　次:2022 年 2 月第 1 次印刷
标准书号:ISBN 978-7-117-32401-4
定　　价:28.00 元
打击盗版举报电话: 010-59787491　E-mail: WQ @ pmph.com
质量问题联系电话: 010-59787234　E-mail: zhiliang @ pmph.com

总　序

　　"通识教育"是中西方古代教育传统的共识。中国传统教育有"礼乐射御书数"六艺(《周礼·保氏》),古希腊有含文法、修辞、辩证法、算术、几何、天文和音乐在内的"七艺",无不体现"通识"理念及实践。受限于当时的社会发展程度,古代的通识教育只能惠及处于社会上层的一小部分人,但尽管如此,通识教育所反映的教育本质亘古不变。教育的本质是培养合格社会成员的过程,是人类社会化的重要途径。社会化的基本内容包括四个方面:掌握生活与生产的知识和技能、遵守社会规范、树立生活目标和人生理想、养成社会角色,这些是成为合格社会成员应掌握的通用智识,即"通识"。

　　当下,通识教育除古代已有特征之外,又被赋予了重要的时代意义。现代通识教育理念提出的最重要背景是基于科学技术革命所致的近现代知识分化与精细发展径路,及其对教育方向的潜在影响与导向性改变——教育成为培养专业性人才的工具。专业教育予受教育者的知识与技术力量凸显,其结果之一就是加剧人与人之间的知识与技术鸿沟,加剧竞争的残酷性。

换言之，由教育承担的社会化的四个目标，在现代教育中只有"掌握生活与生产的知识和技能"特别成功，其他三个方面弱化甚至消失。直接证据是两次世界大战因科技发展而尤为惨烈。

对于人类而言，没有科学技术就没有力量；但是人类如果没有德性，科学技术就没有灵魂。通识教育的目标是要在理性和德性间达成平衡，以德性的力量制约理性的发展与使用方向。

从人类面临的根本性问题角度看：人与自然的矛盾由科学技术所代表的理性解决，人与人的矛盾由人文社会学科所强调的德性解决；但是，在人生的过程中，如何确立生活的意义与目标，如何坚持理性，弘扬德性，解决人内在的矛盾，提升个人修养，超越自然的限制回归自由，超越个体的限制回归群体，将孟子所说的"几希"的人性启发光大……这些属于人类灵魂的重要内容在现代教育体系中缺位，不能满足人全面成长的潜在需求。通识教育作为融通的全人教育，不仅在理性与德性之间搭建桥梁，还能触动人心的悟性，启迪人们向善悦美、反思生活。

为全面贯彻党的教育方针，落实立德树人的根本任务，促进专业教育与通识教育有机融合，探索独立办学的医科大学通识教育模式，南方医科大学于 2016 年在国内医学类高校率先成立"通识教育部"，组织开展医学生通识教育。

南方医科大学基于"四个基点"设计医学生通识教育体系。一是医学的学理，即医学学科的自然与社会双重属性；二是医学教育现状，即医学院校教育重专业轻通识的现状；三是通识教育的目标，即教育培养"全面的人"的本质要求；四是医学服务的客观需要，医学的服务对象是有多重需要的人，因此提供服务的医务人员应该具有相对全面的知识与能力。

经过数年的努力，在全校共同推动下，南方医科大学的通识教育探索工作初见规模：我们遴选和资助建设了 17 门为医学生量身定制的通识教育核心课程，涉及语言学、文学、心理学、人类学、社会学、传播学、历史学、哲学、艺术、体育、演讲、写作等多个领域，内容涵盖与医学生密切相关的、医学专业之外的人生态度、知识、技能和方法；通过微课和微信推文的形式向学生推介通识选修课 38 门次；邀请国内各学科知名学者、专家为学生举办"通识讲坛"专题讲座 23 期；组织形式多样的以通识教育为目的的校园文化项目，包括编制和发布《校园文化地图》，举办"通识教育书目建设"及"跨学科视野下的医学人文读本荐读"活动，开展"医学教育仪式研究""体育文化建设实践研究"等；我们运营的"南方医科大学通识教育"公众号截至 2021 年 6 月关注人数超过 8 600 人，推送通识教育相关原创文章 322 篇。这一系列的努力旨在助力医学生向着博学、大爱、通达、融汇的目标前行，尤其着力唤醒医学生对人性至善的内在追求，以期能够在职业活动中展现出对他人的温暖关照。

在相关课程和项目团队的不懈坚持下，部分课程的内容和教学经验已陆续凝结成课程读本出版，使宝贵的教学探索成果为全国医学类高校的通识教育提供参考和借鉴。首先，此系列读本是有效的、可操作的、可推广的和可持续使用的教学资源，能作为相关通识课程的教材和教学指南；其次，此系列读本能为医学生自主学习提供有效指导和支持，为通识教育翻转课堂、第二课堂的发展提供助力，扩大通识教育的效果和辐射面。

首批出版的读本有 6 本，包括《医学生人文通识经典导读》《大学生死亡教育》《医患沟通理论与实践》《医学教育中的仪式感》《大学生情绪管理》《汉字中的医学》。我们将继续根据通识教育的理念和医学人才培养的特点，扩充和完善此系列读本，争取形成一个较为完整的系统。希望此系列读本的出版能抛砖引玉，推动和鼓励更多对医学生通识教育的探索、思考和实践，并逐步形成中国特色的医学通识教育。

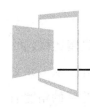

前　言

　　"仪式"总给人以神秘之感，或许是因为它与人类社会的历史一样悠久，也或许是因为它最初的社会功能与原始宗教信仰密不可分。在一些特定的历史阶段，仪式还曾经被作为科学的反面，被否定，被抨击，被禁绝。但当我们全面认识它的属性、功能和意义之后会发现，广泛存在于各种时空和文化的仪式有着传承文化、加强社会认同、抚慰心理等不可替代的重要作用。仪式就像支撑巨厦的钢筋、卯榫，在文明、社会和个人的方方面面都承担着稳固和连接的重责，教育领域也不例外。

　　医学教育一直是一个非常特殊的领域，无论是各种传统医学体系还是现代生物医学体系，培养"健康所系，性命相托"的医学人才的过程，相比其他职业教育领域都更为艰辛和漫长。不仅如此，医学生们还将面临高不确定性、高难度、高心理压力的职业环境。在医学教育的过程中，仪式能唤起医学生的职业情怀，缓解学业和职业压力，助力学生坚定职业信念，完成艰辛而有意义的各个学习阶段，达成身份转换。医学教育中的仪式不仅是重要的，也是必需的。

　　我们编写这本兼具教育意义和实践意义的教材,试图通过提供多种视角,帮助医学生和医学教育者更加全面地、综合地认知医学教育中的仪式。

　　本书的第一部分是全书的铺垫和总领。首先阐述仪式的概念。通过从历史向度回顾仪式的初衷和社会功能,从多元文化维度横览仪式的主要类型和文化作用,从日常生活的角度细数仪式对个人的帮助和心理意义,概括总结了仪式的内核和性质。第二部分把医学教育中的仪式作为一个文化事项进行剖析和解读,带领读者细细品味宣誓、白袍授予、授帽、拜师等常见医学教育仪式所涉及的社会关系、象征符号及其背后的历史故事、仪式对医学人才培养的具体贡献等。通过实例,展现医学教育仪式的精神力量和人文内涵。第三部分把医学教育仪式作为教育活动进行调研,评价、诊断医学教育仪式的现状,发现问题并提出改进建议。第四部分将医学教育仪式看作多方参与的公共关系实践,在利益相关群体理论的框架下总结经验,从实际操作的角度,推荐和介绍了每种常见医学教育仪式的"最佳实践"。

　　最终,我们希望通过多角度感受医学教育中的仪式,让医学生和医学教育者切实地、更好地从仪式感中获益。受眼界和学识所限,难免有疏漏、欠妥之处,敬请读者及同行不吝赐教。

　　此书的出版离不开许多对编者团队提供过无私帮助的人,真诚地感谢启发本书创意并一直支持编写、调研工作的文民刚教授和严金海教授,辛苦收集一手资料的本科生调研小组,费尽辛苦为本书寻觅高清图片的高钰琳老师、刘丽华老师、吕群蓉老师、张昆松医生，慷慨授权的拍摄者潘华老师、黄晓桥老师等，给予本书宝贵意见和真挚鼓励的欧薇老师、王珏老师，为本书绘制插画的有才又幽默的吴佳荃同学……挂一漏万，还有很多与我讨论过本书内容，以及对调研和编写工作给予支持的专家、同仁、学生等，无法一一列举，在此一并致以发自心底的谢意。

高一飞
2021 年 11 月

目 录

第一部分　仪式与医学教育……………………………………… 1

　　第一章　仪式的概念………………………………………… 1

　　第二章　仪式与医学教育的关系………………………… 11

第二部分　医学教育中的仪式感…………………………… 17

　　第三章　医学教育中常见的仪式………………………… 17

　　第四章　医学教育仪式象征符号背后的故事………… 24

　　第五章　医学教育仪式的功能——个人、社会及文化
　　　　　　层面……………………………………………… 48

第三部分　医学教育仪式的现状与问题………………… 55

　　第六章　医学教育仪式的现状…………………………… 55

　　第七章　医学教育仪式存在的问题…………………… 73

第四部分　医学教育仪式的实践………………………… 85

　　第八章　医学教育仪式的"最佳实践"………………… 85

附录：相关文献研究、定量及定性调研的样本和方法 …… 139

参考文献………………………………………………………… 143

目录

第一部分　仪式与医学教育

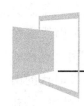 # 第一章　仪式的概念

"什么是仪式?"如果被突然问起,你很可能会不知道如何回答。它好像是一个既远古又现代的存在;它可以是神秘的与超自然界沟通的礼仪,又可以是庄严的人际交往,还可以是愉快的集体活动;我们有时很需要它,把它看作是生活的寄托和"盼头",有时候又嫌弃它是没有实用价值的"形式主义"和"走过场"。

那么究竟什么是仪式呢? 让我们从历史的、文化的和日常的角度来分别看看它的样貌,也许能帮助我们回答这个问题。

一、与人类社会历史一样悠久的仪式

纵观人类历史,仪式的出现几乎可以追溯到人类文明之始。在人类历史的漫漫长河中,仪式就像一块块坚固的河底礁石,一直伴随着人类社会的发展,见证和标识着一个个重要的历史时刻。

(一)帮助人类寻得自我认同和归属

当远古人类开始好奇地幻想和探寻自己的"起点"和"终

点"时,仪式是我们寻找自我认同和形成归属感的重要渠道。人们把对自我的想象变成神话,通过代代相传的仪式在一个族群、一个社会中传播和巩固。在古罗马文化的神话中,罗马人的祖先是被母狼在一个叫"鲁帕尔卡尔"的洞穴中养育的罗穆路斯和勒慕斯,古籍记载古罗马人每年2月15日在此洞穴中举行一种叫"牧神节"(Lupercalia)的仪式纪念罗马的起源。如今,关于罗穆路斯和勒慕斯的传说仍然家喻户晓,在罗马很多公共建筑上还能看到母狼哺育两个男童的形象。考古发现的最早的仪式,可以追溯至旧石器时代的山顶洞人的葬仪,死亡被看成从人变成鬼(灵魂)的过程,葬礼纪念了这个重要的时刻,安慰生者,传递着人们对生和死的理解。

(二)提供心理安慰和寄托

古时,当人类面对未知的自然力量感到无助和恐惧时,仪式提供了与自然力量对话的途径。人类怀着敬畏之心和想要控制自然的渴望,在仪式中寻得安慰和寄托。人们会在农业活动的各种重要环节举行仪式,虔诚的春耕祈祷仪式是为了祈求神灵(自然)庇佑,希望风调雨顺,获取丰收;隆重的秋收庆典是为感谢神灵(自然)的恩赐,让人们获得赖以生存的粮食。当遇到突如其来、难以应对的疾病和灾祸时,很多文化中都有请求自然或者超自然力量给予帮助的仪式,比如,禳解、"驱鬼""叫魂"等。不论它们对解困治病的实际效果如何,这些仪式为身处逆境中自觉渺小的人类提供了温柔的精神寄托和心理安慰。比如,公元前2100年的古埃及人已经深知变化莫测的尼罗河对农耕生活的重要意义,但每年的河水泛滥既珍贵也令人恐惧。于是,古埃及人将尼罗河奉为哈比神,撰写颂歌在每年夏季的节日上吟唱,虔诚祈祷河水能"适度泛滥"——既留下肥沃的沉积物又不造成太大灾难。这个仪式传统一直保留至现代，成为国家节日。

（三）调节人与人的关系

当人类进入阶级社会之后，人与人的关系日渐复杂，矛盾越来越多，仪式成为了不可或缺的调节人际关系的工具。统治阶级将仪式作为一种统治方法，如《诗经》所述"我将我享，维羊维牛，维天其右之，仪式刑文王之典，日靖四方"，描述的就是周武王献上牛羊祭品祭祀神灵并效法周文王的各种典章，希望上苍保佑，早日平定四方。人类社会发展至此，仪式逐渐从民间自发的祭祀场域，拓展至统治者有组织的政治行为场域，仪式活动将祖先崇拜与政治统治结合起来，实现了神权与政权合一。后来，仪式逐渐嵌入到社会各阶层人际交往之中，形成了一整套严格的等级秩序制度，实现了规范化和制度化，成为一种行为准则和社会规范，调节着每个人的行为和关系。

总之，无论是起源于人类对自身的想象和思考，还是对自然的敬畏和祈求，或是为应对和处理复杂的社会关系，仪式在历史上始终是人类的精神家园，它让人们从归属感、安全感、信念感中汲取力量。

二、广泛存在于多元文化中的仪式

纵览全球各种文化和族群，仪式都是不可忽视的存在。由于受到自然差异、历史差异和各种偶然因素的影响，世界各地的文化呈现出了纷繁复杂的多元性，多元文化中的仪式也是异彩纷呈、不尽相同。但在多元中我们也能看到仪式所体现的人类心性的同一性，比如，在不同文化中存在着一些功能和意义十分类似的仪式。

（一）宗教仪式

所有的宗教都有自己自成一派的仪式系统，反过来，仪式也是宗教的重要特征和标志,甚至是代名词。宗教仪式主要是指宗教信仰者对崇拜对象表示虔诚所举行的各种遵从教义的例行活动,及与宗教密切相关的禁忌与讲究。

以大家熟悉的世界三大宗教为例:佛教中,从念诵到各种仪规,都是它的标志性仪式;包括洗礼、坚振、圣体、忏悔、病人傅油、圣秩、婚姻在内的"七件圣事"是广为人知的基督教仪式;伊斯兰教中有念功、拜功、斋功、课功和朝功五种崇拜仪式,统称为"五功"。

（二）生命阶段仪式

在各种文化中,都存在一类仪式——在人生的重要时间点,如出生、成年、结婚、死亡时举行,或庆祝、或考验、祝愿,衔接起生命的不同阶段。

比如,在中华文化中,诞生礼包括了报喜、命名、满月、百日、周岁,成人礼分笄礼和冠礼;结婚礼包括了三书六礼、花轿迎亲、拜堂、宴客、闹洞房、合卺、结发及洞房;水葬、火葬、土葬、天葬等丧葬类型都有相应的丧葬礼仪。

有人将生命阶段仪式称为"通过礼仪",因为这些仪式在人生各个重要时刻集合家庭、社会、宗教或其他意义上的集体力量给个人以鼓励、保护、照顾和训练,帮助个人通过那些人生关卡,完成身份转化、能力提高和关系发展,迎接新阶段的到来。

（三）节庆仪式

还有一类仪式是各种文化都必不可少的、就是周期式的民俗节庆。这些节日的起源有的带有宗教色彩(如圣诞节等),有的具有民族历史色彩(如感恩节、端午节等),有的具有民俗、神话色彩(如中秋节、春节、中元节、清明节、冬至等),但是在演变和发展中,一部分节庆仪式原有的社会功能和内涵逐渐淡化，而其中强化社会关系和凝聚力的意义逐渐沉淀为仪式的核心。

通过这类象征性的、定期的、重复性的集体活动，个人和家庭、社区等社会组织联结起来，被激发出一种集体性的情感和共识。节庆仪式能让集体成员暂时抛开可能存在的冲突和矛盾，在大家都认同的这个时间点融洽地相聚，并共同完成一项被集体认同为有意义的一致性活动，或是祭拜，或是吃特定的食物，或是穿戴特定的服饰，或是交换礼物……每个社会成员都需要一种集体认同，表达与他人的一致感，节庆仪式就是一种获得一致感的重要方式。

（四）政治仪式

政治仪式是国家统治和治理必不可少的象征环节。政治制度的维持和稳定，不仅需要建立在理性原则的基础上，还需要民众的认同和情感支持。每逢国庆，不少国家都举办大规模的阅兵仪式和庆典活动，集中展示一国军事实力和综合国力。庄严和欢腾的国庆氛围让身处其中的国民感受到国家权力的威严，也感受到身为这个政治共同体中的一员的自豪和归属感。当一个国家和社会面临重大自然灾害或者灾难性事件时，动员、捐赠和默哀仪式，能让参与和观看的人们深受触动，投入到仪式的情境中，勠力同心、同向而行。在各种文化中，政治仪式都被视为维持和巩固现存社会系统的重要方法。

三、遍布日常生活的仪式

其实，抛开那些贯通古今中外各种文化的"宏大"仪式，在我们日常生活中，仪式也俯拾皆是。从每年的生日到自己定义的各种纪念日，从家人出门前的吻别到睡前的晚安故事，仪式存在于个人生活的方方面面。

（一）仪式帮我们建构生活的稳定感和安全感

以开窗透气、一杯牛奶和一个鸡蛋、15 分钟晨间阅读组成的早餐仪式，为新的一天定下了元气满满的基调；规律地整理书桌、电脑归档、每日总结等各种工作仪式，把繁杂充实的工作归置得有条不紊；与同事、朋友见面时的简单但默契的日常问候仪式，能确认来自社会关系网络的支持；家庭晚餐时正式而温馨的餐桌仪式让人在一天疲劳奔波之后感受到来自家庭的亲密而持久的社会联系；或放松沐浴、或欣赏音乐和影视、或亲子阅读，固定的晚间仪式帮助人们在安静和收敛的情绪中感受能量的恢复和积蓄。

日常生活中的小仪式不仅是生活规律，更重要的是它为忙碌而充满变化的生活搭建起一个稳定的结构，帮助我们在嘈杂、混乱和未知的每日奔忙中找到稳固和安全的支点。

（二）仪式给我们勇气面对未知

在从已知迈向未知的过渡阶段，仪式梳理我们的情绪，指引我们的位置和方向。生活中的一些仪式看上去像是庆祝已经达成的成就和已经度过的时光，但实际上却是帮助我们面对未来，比如，一年一度的生日仪式。随着年岁增长，我们每天在新增知识、技能、资源和阅历，但是也在面对越来越多的挑战、责任和未知领域。这个漫长的过程中，会遇到成功、挫败、获得、失去，以及各种难以言说的体会和感受，人难免会迷失，不确信自己到底走在一条怎样的道路上，自己到底做得怎么样。生日是一个重要的仪式，在这个仪式上我们度过的岁月会以年为单位被亲友们温情地评价和纪念，我们能在集体性的庆祝仪式中感受到自己的生活和成长被赋予了意义、得到了肯定和见证，在大家的评价和祝福中寻得驾驭未来的自信和心灵力量。生日和其他过渡性仪式一样会成为每个人生活道路上的一个个里程碑，标记我们的人生轨迹。

（三）仪式是我们跳脱日常生活的例外时刻

据说，人们之所以发明节日，是为了能偶尔摆脱平日的繁琐和庸常，或突破常规思考生活，或创造值得纪念的珍贵时刻。

傣族泼水节的狂欢仪式，打破了长幼、宾主之间日常的礼貌规矩，泼洒的一瓢瓢祝福之水不但洗涤了过去一年的疲惫和压力，也浸润了未来一年的清爽与欢乐；中国春节、西方圣诞节的庆祝仪式是家庭中几代人难得的欢聚，创造值得珍藏和纪念的珍贵亲情时刻；西方万圣节时，孩子们可以以调皮捣蛋相威胁，向邻里甚至陌生人索要糖果，成人们也打破常规，穿上奇装异服；清明节和中元节的仪式允许人们淋漓地表达和释放日常被压抑的对逝者的怀念之情……

仪式就像一次短暂的假期，让受困于常规的人们能暂时换个频道运行，在或疯狂、或平静、或温馨的超常时刻里，压力能够释放，情感得以表达，心灵受到抚慰。

四、什么是仪式

从历史、文化和日常生活的角度对仪式进行观察之后，也许你会更加迷惑，仪式的外延范围非常广，形式也包罗万象，如何定义它呢？不同学科的学者都对仪式的特征进行过概括。

在人类学的视野中，仪式一直是人类文化中特别值得研究和关注的领域，因为从仪式中可以看到文化传统和人们所看重的意义。人类学家注意到形式各异的仪式中都具备共同特征：一些带有特殊意义的物品或者行为按一定的程序被组织起来。他们通常把仪式中这些具有特殊意义的物品或行为称为象征符号；把象征符号在仪式场景和氛围中被赋予的特殊意义称为象征意义；而这些物品和行为在仪式中的特定（正式的、重复性的、程序式的）组织方式就是象征方式。仪式就是由象征符号、象征意义、象征方式构成的。

在社会学视野中，研究者们把仪式看作是社会生活不可或缺的组成部分,可以作为了解社会结构与进程的手段。他们将仪式放在宏大的社会结构之中进行分析,注意到仪式通过表达某种精神价值可以达成激发、维系和塑造社会性群体的重要功能。任何仪式都是基于特定的时空场域发生作用的,个体通过仪式行为形成集体意识,通过多次情感体验而形成社会认同。因此,仪式的功能主要在于它的精神价值而非实用性。

在传播学视野中,学者们从功能主义视角分析了仪式如何通过传播让意义和信念在更长时间、更大空间范围内为群体所共享。他们认为仪式具有文化传承的作用,因为它的核心是程式化、象征性和重复性,参与者可以通过参与从前辈那里继承和延续的仪式,与前辈拥有共同的情感体验,进而产生认同和共识,让意义和信念的共享范围得到扩展。

总结起来,不管在人类的任何发展阶段,无论在任何文化中,仪式的内核和性质是一样的——就是在特定的时空和文化中,通过使用象征符号,举行正式的、重复性、程序式的活动,为参与者提供归属感、意义感、认同感、安全感等无形的精神力量,以实现特定的文化、社会、心理目的。

五、仪式感的式微与复兴

(一)式微

在人类社会的发展长河中,仪式并不总是受人推崇和喜爱的,它也曾被诟病和反对。

首先,仪式诞生在特定的文化环境和时代背景之中,为的是满足人们当时、当地的某种精神需求。在人类的技能和手段较薄弱之时,也是人们的精神世界较脆弱的时候,仪式曾经在社会生活中占据重要位置,带给人类很多精神力量。但是,当时代变化了,人们的精神需求也跟着变了,一些需求弱化了,甚至消失了。所以,很多"古老"的重要仪式传统渐渐丧失和偏离了最初的功能，人们对仪式也因此产生了负面的感觉。一方面，仪式中强调的脱离现实的传统，容易让人产生"老旧""过时""因循守旧"的刻板印象。另一方面，仪式的历史感淡化了，人们很难再理解仪式在历史情境中的重要作用，忽略了仪式中深层次的意义，含义丰富的仪式常常变成空洞的习惯和僵化的程序，会让人产生"空洞""形式主义"之感。第三方面，一些传统节庆仪式被商业层层包裹，仪式的精神意义和文化意义被扭曲、物化为商业工具，让人心生抵触。

另外，仪式也受到社会发展中各种新的思维方式和行为方式的挑战。比如，仪式主要输出精神力量，不强调直接的物质效益，这与工业化时代盛行的功利主义、实用主义的价值取向不同，被有些人认为是"无意义的"；重复的、有严格规定的各种仪式程序，经常被习惯了快节奏生活的人们看成"浪费时间"；网络时代下，个体越来越沉溺于虚拟空间中的互动，缺少传统仪式现场的集体性情感体验，因而轻视这种体验；在科学主义和理性主义为主导的文化生活中，仪式甚至被当作"远古的文化怪物"被排斥。20世纪60—70年代，西方曾掀起过一场反对空洞仪式的浪潮。在很多场合，人们即使正在实践着仪式，也拒绝承认自己的所作所为是"仪式"。

（二）复兴

有意思的是，近年来仪式正重获生机、逐渐复兴，重新出现在社会生活的许多领域。

在面对当代社会日益增长的工作和生活压力时，人们转向仪式寻求帮助；当与青春期、生育期、更年期有关的个人生活困境和心理危机在社会中广泛爆发时，人们开始重新思考和衡量过渡性仪式的积极作用；当缺少集体情感体验的个人因为生活没有意义感和归属感，在百无聊赖中通过酒精甚至非法药物来寻求感官体验时，人们开始重新渴望仪式为生活注入精神能量。

21 世纪,人们越来越渴望仪式的回归,仪式感已经成为生活品质、精神追求的重要标志。大家正在重新发现仪式,充分利用仪式,更新和创造仪式。比如,很多国家通过恢复和弘扬古老的仪式传统,希望从历史文化中汲取精神力量;有时人们也给传统仪式注入新的象征意义(如,家庭团聚、释放心理压力的狂欢),以响应现代人的情感和精神需求;许多人为重要的生活情境寻找和创造了新的仪式(如,出院仪式、家庭日、周末约会),通过动人的集体性仪式行为,为生活重新建立归属感和秩序感。

人对仪式的天然需求在任何时代都存在,仪式不是过去的残留,而是人类成长中重要的认知工具,是人类创造集体关系的重要方式,是人类精神文化得以传承的重要途径。

（高一飞）

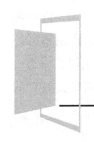

第二章 仪式与医学教育的关系

一、仪式教育

教育也是一个与人类社会的发展密不可分的概念。在现代社会,我们一般狭义地把教育看作是学校教育,而实际上广义的教育应该包括一切可以增进人们的知识、技能,影响人们思想品行的活动。

教育之所以会出现是与人类社会文化的传承发展分不开的,人类社会的存续最初就是一个了解自然、利用自然和对抗自然的过程,在这个漫长而艰辛的过程中,人类积累了很多谋生的知识和技能,并且发展出了有利于生存的社会组织和架构——逐渐形成了人类文明。为了长远的生存和发展,人类希望自己的后代也能继承这些知识、技能和制度,于是教育应运而生。所以,通俗地说,教育就是为未来的生活做准备。

对于现代社会来说,教育就是人从自然人成为社会人的过程,在这个过程中人要习得足够的知识、技能、规矩,充分发展自己的生理和心理,为了在未来成为一名合格的社会人做准备。除了具备足够的知识、技能和成熟的生理、心理基础以外，一名合格的社会人还需要能够对世界有较全面的认识，对是非和价值有正确的判断，能找到自己所追求的生活意义，也就是我们常说的有健全的"三观"——世界观、价值观和人生观。要建立这些观念和意义系统，仪式的作用不可替代。因此，仪式是教育中必不可少的环节，教育把仪式作为一种有效载体、重要方式和手段，发展出一个名叫仪式教育的领域。

二、仪式的教育功能

具体来说，仪式主要在四个方面产生教育功能。

仪式最基本的教育功能，是对个体成员身份的承认，给予个体归属感、规则感和安全感。仪式活动就像个体和组织之间的一个沟通联结点，它能协调和维系个体与群体的关系。在参与仪式活动的过程中，组织向个体传递集体信息，通过象征和重复，推动个体自觉践行组织的规范，形成集体意识；同时，个体也在组织仪式情境中获得作为组织成员的归属感和意义感，感受到被支持、被关怀、被认同。

仪式最常见、最直接的教育功能是激起情感共鸣，促进个体对群体、组织的认同感，比如，提升职业情感的仪式教育。通过仪式教育的氛围和情境，受教育者（学生）能产生直观的情感体验，感受到自己以及自己的职业对于社会的重要性和价值，并且认同这种价值，为自己的职业感到自豪和快乐，对即将担负的社会责任、职业价值产生认同和归属，更深刻地理解了求学与为人处世的道理。这些积极情感和观念会成为人们将来走向社会、走上职业岗位时，赖以立足和持续发展的重要精神力量。

仪式教育最为深远的功能在于让个人和世界联系起来，从而达成对人的世界观、价值观和人生观的影响。一方面，仪式的传承性和重复性把过去、现在和未来的人们联系起来，让观念和意义代代相传。另一方面，仪式的集体性，通过把个人放入集体，把小集体放入大社会，将个人的生活秩序与集体的秩序、社会的秩序、国家的秩序、世界的秩序乃至整个宇宙的秩序相联结，把生活中大大小小的意义层面都联系了起来。

仪式在教育中最后也是最重要的功能就是促成和表明身份转变。教育是为了新的社会身份做准备，因此教育本身是一个过渡过程，完成这个过程就意味着受教育者的身份即将发生变化。就像是从少年到成年的成人礼，从单身到成家的结婚礼一样，每年毕业季的毕业典礼都是个体依靠仪式完成身份转变的重要时刻。在这种过渡仪式上，教育者和学校向毕业生宣布他们的新身份，并将新身份所承载的责任、规范、文化和情感传递给他们，并向社会昭告他们已经完成某个教育阶段，已经具备这个阶段所要求的知识、技能和其他素养。

三、仪式与医学教育

仪式不仅能够唤起我们心中美好的情感，是心灵的港湾和力量的源泉，更有助于社会性的形成、社会群体的构建以及集体感的形成，同时能增强人的自信，鼓励我们面对充满压力的环境。因此，对于医学教育，仪式有着特殊而不容忽视的作用。

（一）医学生艰难的学习之路

医学有一套独特的知识和实践领域，也有相应的一套"社会化"方式。医学的"社会化"方式就是将这个领域的知识传授给新人的方式，一方面包括教会人们关于理解疾病与治疗过程的常识，更重要的一个方面是要培养担任医生和专家角色的专业人才。无论是在传统医学体系中还是现代医学领域，医学人才和专家的培养,相比其他的职业领域,都更加艰辛和漫长。

从目前全球的医学教育体制来看,世界各国的医学教育普遍是6年以上的长学制(不包括基础教育)。

我国目前临床医学教育学制为"5/7/8+3+X"的模式,也就是以5年制本科、7年制本硕连读以及8年制本硕博连读为基础,毕业后需考取执业医师资格,经历3年住院医师规范化培训后,再依据各专科培训标准与要求进行2~4年的专科医师规范化培训,才能成为符合国家要求的有良好医疗保健通识素养、扎实专业素质能力、基本专科特长和相应科研教学能力的临床医师。

美国医学教育采取的是"4+4+X"的学制,即完成了4年制大学本科毕业、拥有学士学位的人才能报考医学院,有志学医的学生在大学阶段就要选修医学预科课程,而且必须保持各科成绩优异。医学院的入学申请非常严格,除了大学成绩和医学院入学考试(MCAT)成绩外,还需要有证明申请人资格的推荐信。为取得有竞争力的推荐信,有志申请医学院的学生在毕业后大都会选择著名大学的生物医学实验室做1~2年的技术员,加强科研背景、获得有力推荐,并利用这段时间通过医学院入学考试,为申请医学院做好准备。如果能如愿进入医学院,需要完成4年高强度的医学专业学习,毕业时获得医学博士学位。然后进入医院完成住院医师培训——培训期从3年(内科学、小儿科)到7年(神经外科)不等,才能成为一名真正的医生。

德式医学教育则是6年一贯制,高中毕业生中的精英才有可能进入医学专业学习。医学教育分为基础课、临床专业课和实习三个阶段,每个阶段都需要参加国家考试以取得进入下一阶段学习的资格,完成 6 年学习后,医学生不取得本科毕业证,而是获得行医资格证书。要获得医学专业的学术头衔,医学生毕业后还要通过 2 次国家考试,并参与 2~3 年的临床和基础科研,通过医学博士答辩之后才能获得医学博士学位。

总而言之,要成为一名医生,必须经过漫长、艰辛的学习道路,需要投入大量的资源、时间和不懈的努力。

(二)医学生面对的特殊职业环境

从一名医学生成长为一名独当一面的执业医师至少要经历近十年繁重的课业学习和艰苦的临床技能磨炼。不仅如此,他们还面临着非常特殊的职业环境。

医学的学科性质具有高复杂性、高风险性、高不确定性,注定医学职业的从业者必然要应对巨大的心理压力。医学生在他将来的职业生涯中每时每刻都在和人类的伤病以及与之相伴的痛苦打交道,甚至可能每天面对性命攸关的场面。在这些生死攸关、健康所系的情境中秉持专业完成诊断和治疗,不仅需要精湛的技术,更需要强大的内心和精神力量做支撑。

当下,生物医学模式正在向生物 - 心理 - 社会医学模式转型,很多国家都在探索医疗制度改革,这个过程中医疗体系里的各种紧张关系纷纷暴露出来,医患矛盾、超负荷高强度工作、不合理的晋升和报酬制度、不良社会形象等因素,让即将走上工作岗位的医学生们越来越难产生和维持职业认同感和成就感。有研究显示,相较于低年级,越是高年级的医学生职业精神越低,其原因很可能是进入见习和实习期之后,现实临床环境中的负面情境和不良风气侵蚀了在学习阶段所建立的职业情操和精神。

仪式教育被看作是一剂能唤起医学生职业情怀,缓解学业和职业压力,助力学生坚定职业信念,完成艰辛而有意义的各个学习阶段,达成身份转换的必备良药,成为医学教育必不可少的重要组成部分。

(高一飞 李泽峰)

第二部分　医学教育中的仪式感

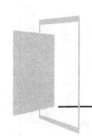

第三章　医学教育中常见的仪式

一、医学教育中常见的仪式

仪式在医学教育中的作用十分突出。即使在一些场合和领域,仪式的功能曾趋于式微甚至退化,可是医学教育中的仪式感历来都非常强烈。除了一般高等教育中通行的开学典礼、毕业典礼等一般性仪式以外,医学教育领域还创造并维持着自己独特的仪式系统。医学教育仪式组织者通常会选择在新生入学时、医学生进入临床学习阶段之前或者某些医学领域的纪念日,组织老师、低年级医学生或毕业生参与一系列具有教育意义的仪式。

目前,我国常见的医学生仪式教育主要有四类(表3-1),包括白袍(授予)宣誓仪式、护士授帽仪式、致敬大体老师仪式、中医拜师(出师)仪式。

表 3-1 常见医学生仪式教育

种类	象征符号	主要参与者	实施时机	主要程序	意义
白袍（授予）宣誓仪式	白袍、《医学生誓言》《希波克拉底誓言》	老师、医学新生	新生入学时或实习课程开课前夕	1. 师长带领新生宣誓 2. 新生从师长手中接过白袍，进行穿戴	1. 情感教育 2. 身份认同 3. 文化传承
护士授帽仪式	护士帽、护士服、蜡烛、南丁格尔像、《南丁格尔誓言》	老师、护理学学生	新护士入职、实习课程开课前夕或护士节	1. 护士节当日，学生穿着护士服，手举蜡烛 2. 在师长带领下，面向南丁格尔像宣誓 3. 师长为学生授帽	1. 情感教育 2. 身份认同 3. 文化传承
致敬大体老师仪式	菊花、白袍	老师、解剖学学生	解剖课开课前	1. 师生手举菊花 2. 围绕大体老师三鞠躬 3. 默哀致敬	1. 情感教育 2. 文化传承
中医拜师（出师）仪式	汉服、茶壶、葫芦、拜师帖、收徒帖（出师帖）	老师、中医药学学生	中医药学专业开课前（后）	1. 师生着汉服 2. 学生递拜师帖 3. 学生向老师行三拜之礼、敬茶叩口 4. 老师回赠收徒（出师）帖	1. 情感教育 2. 身份认同 3. 文化传承

1. **白袍(授予)宣誓仪式**　白袍作为医生的职业服装,是国际行业着装规范,更是一个特定的职业符号,体现圣洁、卫生。白袍授予仪式,通常在医学生毕业、入职、进入实习阶段,伴随职业誓言(《希波克拉底誓言》或《医学生誓言》)宣誓等环节举办,象征着医学生就此进入与医学相关的职业学习和工作领域,是医学教育中的重要里程碑。

2. **护士授帽仪式**　就像白袍对于医生,护士帽对于护士也是神圣的职业象征。在护士节当日或者毕业之际,由前辈或者师长为护理专业的学生授帽,并带领学生面对南丁格尔像进行职业宣誓,这是护理学生完成角色转变、成为护士的重要时刻。

3. **致敬大体老师**　解剖是医学生们必经的学习历程,大体老师是所有医学生的无语良师。因此,在解剖课程之前或者在清明等公共祭日时,医学院校师生开展向大体老师致敬的仪式,以此感恩遗体捐赠者的无私奉献,重申对生命应怀有的敬畏之情。

4. **中医拜师(出师)仪式**　在中国古代,传统中医学的传承主要依靠师徒相授或世家相传,通过老师的言传身教,弟子们将中医理论与实践紧密结合,传承和发展老师的宝贵经验和学术思想。一些高校的中医药专业沿袭和重新开启了这一传统,拜师(出师)仪式是象征学生进入实习(专业学习)阶段或顺利完成专业学习的重要过渡仪式。

让我们以这几种仪式为例,从社会关系、象征符号和仪式意义等维度来领略一下医学教育中的仪式感吧。

二、医学教育仪式中的社会关系

参与者在医学教育仪式中的互动通常再现了医学教育中的重要社会关系,而仪式也能帮助建立、更新和强化这些社会关系。

医学教育仪式中所呈现的社会关系类型大致有三类。

第一类是通过仪式建立师从关系，最典型的例子就是中医拜师仪式。教育的核心要素之一就是教育者，也就是"师"，和其他专业不同的是，医学专业教育中的老师除了传授知识，还需通过手把手的教练帮助学生完成技术磨炼，更需要言传身教将临床中的感悟、情怀和职业情感传递给学生。而且，由于医学生完成学业所需的投入大，职业转换成本高，在某种意义上，医学院校的老师和学生除了师生关系也是前辈与后辈的关系。所以医学生与老师的关系非常紧密，拜师是重大而意义深远的仪式，拜入师门（建立师生关系）既是学习的开始也是职业传承的开端，从此老师就是学生的职业榜样。

第二类是由已经建立关系的前辈和老师带领学生在仪式中完成身份转换或者身份强化，如白袍（授予）宣誓仪式、护士授帽仪式。在为医学毕业生举办的白袍（授予）宣誓仪式中，老师所扮演的是陪伴者、见证人和引路人的角色，他们陪伴着医学生度过了艰辛的求学生涯，见证他们从学生转变为医生的重要时刻，并且以誓词告知他们新角色的原则和责任，引领他们进入人生新的阶段。对于参与或者观看仪式的学生们来说，通过仪式中角色扮演和情感带入等环节，对自己职业身份的认同会被唤醒和进一步强化。

第三类仪式是在一种平等关系下进行的共同情感表达，例如致敬大体老师的仪式。解剖学是医学教育的重要组成部分，也是给学生带来很大心理冲击的一门课程——他们需要面对赤裸裸的甚或是不完整的同类遗体，要突破日常伦理中的禁忌，去探究其内部结构。通过致敬大体老师的仪式，所有参与者一同对逝者表达敬意和感怀，能营造出高度一致的情感氛围，传递和共享与医学职业有关的价值观和生命观。医学生在经历这种平等的情感共振时，也能真切感受到自己在精神层面成为集体的一分子，获得敢于面对挑战的勇气和力量。

三、医学教育仪式中的象征符号

（一）仪式中的象征符号

象征符号是仪式的基本特征，人类学家甚至认为仪式的本质就是以象征符号为核心的人文活动，可以把仪式理解为通过象征符号来传达特定意义的人类活动。

象征符号之所以能成为仪式的核心和灵魂，就是因为符号上面沉淀着"意义"，这些意义来自符号所代表的文化。文化能赋予看似普通的物或事项以特殊的意义，让其成为象征符号。比如，普普通通的颜色，可以被注入厚重的文化内涵——在西方文化中，白色象征圣洁、黑色象征肃穆和哀悼，一个是婚礼的色调、一个是葬礼的色调。而且，不同的文化对于同一事项所赋予的意义可能大不相同，被西方文化赋予纯真无邪内涵的白色，在中国文化中是和黑色一样的丧色，代表哀悼和敬意。甚至，在革命时期白色被认为与革命的红色相反，象征着反动、落后、堕落，成为禁忌，遭人摒弃和厌恶。

象征符号上所凝聚的意义并不是个人的突发奇想或者偶然发生的，而是被文化成员普遍认同的、相对稳定的意义。因此，象征符号在仪式中通常肩负重任，它的出现就像一种无声的背景音乐，能广泛而悄无声息地唤起共鸣、营造氛围、传递意义，仪式的很多功能要发挥作用都离不开象征符号。

对仪式的探究必然不能忽视象征符号，解读象征符号有助于理解仪式欲传达的意义及其背后的文化。

医学教育仪式也有一套形式多样的象征符号，这些象征符号既凝聚了特定的医学文化意义，也从更广泛的社会文化中摄取了有助于医学教育的意义，是医学教育仪式中的核心要素。

（二）医学教育仪式中象征符号的形式

1. 实质物品类符号和语义类符号 如果根据符号形式分类，医学教育仪式中的象征符号可以分为实质物品类符号和语义类符号。

白袍、护士帽、南丁格尔画像、蜡烛、菊花、药壶、葫芦、拜师帖等，都是医学生仪式教育中常见的实质物品类符号。实质物品类的象征符号，有时是语言、文字符号的物质载体，如拜师帖、印有《希波克拉底誓言》的背景墙；但更多的时候实质物品类符号能直接传递超越语言的职业形象、意义和情感。

语义类象征符号包括白袍宣誓仪式中的《希波克拉底誓言》和拜师帖的内容等。语言、文字能系统性地、条理化地把仪式想要传达的意义明确陈述出来，内容或是职业责任，或是学业愿景，或是期望与勉励，还能借助宣誓的方式直抒情感、表达承诺。语义类的象征符号有助于个体通过阅读和口头表达，把仪式所含的意义内化于心。

2. 具有普遍意义和特殊意义的象征符号 如果根据符号含义的普遍程度分类，医学教育仪式中的象征符号分为具有普遍意义的符号和具有特殊意义的符号。

医学教育仪式中借用了不少"常识性"的象征符号，也就是那些在日常生活的非仪式场合或其他仪式场合中已经具有普遍性文化意义的符号。比如，在致敬大体老师的仪式中，以菊花表达思念哀悼的情感；在拜师仪式中通过敬茶传达对师长的敬意；在护士授帽仪式中用烛光营造神圣氛围。菊花、敬茶、烛光等符号在日常生活中已经被赋予了意义，医学教育仪式正好需要这样的意义，于是就引用了这些符号和它们所象征的一般性文化意义。这种借用并不少见，因为医学教育是一种社会化过程，需要建立在有普遍意义的一般性知识、技能和情感的基础之上。具有普遍性文化意义的象征符号，把医学教育与日常生活中的其他仪式连接起来，沟通了医学职业和更广泛的社会文化环境，让医学生的情感和认知与职业以外的世界紧密相连。

在医学教育中最有特色的象征符号要数一些具有医学文化意义的特殊性符号。比如，医学职业服饰（白袍、护士帽等）常被用来代表专业身份和专业资格；医学职业圣贤画像承载相应的职业精神；医学职业工具（柳叶刀、药壶等）表征悬壶济世的职业使命；还有与医学有关的誓词、格言、警句代表着职业准则和道德要求。

（高一飞　李泽峰）

第四章 医学教育仪式象征符号背后的故事

让我们来回顾几个医学教育仪式象征符号背后的故事,感受这些象征符号上面承载的仪式意义。

一、《希波克拉底誓言》

(一)神秘的来历

在爱琴海的科斯岛上有一棵巨大的法国梧桐树,它是游人特别是医务工作者敬仰的"活着的历史文物"。传说,在公元 5 世纪末,希腊立志从医的年轻人都要在梧桐树下宣誓,宣读的誓词就是《希波克拉底誓言》。这段誓词最初只是希波克拉底个人的道德自律准则,而随着希波克拉底的影响不断扩大,这段誓词成为数百年来一直被医生们遵循的道德行为规范,影响力也不限于科斯岛,而是超出了希腊,扩散到罗马,一直到全世界。然而事实上,《希波克拉底誓言》作为西方古代医学伦理学的经典文献却来历不明,史料记载的首次提到此誓言的人是公元 1 世纪罗马皇帝克劳狄一世身边的一位罗马医生。据推测,是后人对希波克拉底言行做了总结,以《希波克拉底誓言》的形式公示于众。

希波克拉底(Hippocrates,前 460—前 370 年),被尊称为"西方医学之父"及"医学哲学之父",相传他是古希腊医神的后代，家族世代行医。他所处的时代，是西方历史上著名而伟大的伯里克里时代，也被称为古希腊的理性主义时代。当时，医生同鞋匠、裁缝一样仅仅是手艺人，穿梭于古希腊各个城市之间，不管有没有专业的医学教育背景或者学徒经历，只要自称为医生，都可以为病人提供医疗服务，而这些来自小城市的"走医匠"通常鲜有人知。换句话说，那时的医学更加接近于医术，没有实现科学化与专业化，他们的所谓"医学技艺"往往是类似巫术的非科学诊疗，甚至存在提供毒药、诱奸等行医乱象。由于对行医行为缺乏法令约束，只有少数的良医坚守一些医学道德规范和伦理准则。在这样一个混沌不堪、鱼龙混杂的医疗行业中，古希腊社会的医学发展也停滞不前。面对如此让人痛心的状况，希波克拉底创立了希波克拉底学派，收徒施教，成为当时反抗潮流的主力。希波克拉底学派以"誓言"的形式建立起医学行业的规范——所有从医者必须在梧桐树下向医神宣誓，通过仪式赋予医学行业具有神圣性的规范与约束力量，这就是《希波克拉底誓言》的最初形态。受希腊自然主义哲学思潮的影响，希波克拉底主张到自然之中寻找病因，将医学从巫术医学、神话医学、祭司医学发展成为经验医学。我们今天的科学医学，从自然本身来看待健康与疾病，把人体当作一个自然机体，把体内环境失调等物质因素看作致病原因，正是起源于希波克拉底。

（二）亘古弥新的内容

《希波克拉底誓言》早期主要通过希腊文、拉丁文流传下来，其英文版本最早由医史学家路德维希·埃德尔斯坦翻译。《希波克拉底誓言》的中文译本之一如下：

医神阿波罗、埃斯克雷彼斯及天地诸神为证，我——希波克拉底发誓：我愿以自身判断力所及，遵守这一誓约。凡教给我医术的人，我应像尊敬自己的父母一样，尊敬他。作为终身尊重的对象及朋友，授给我医术的恩师一旦发生危急情况，我一定接济他。把恩师的儿女当成我希波克拉底的兄弟姐妹；如果恩师的儿女愿意从医，我一定无条件地传授，更不收取任何费用。对于我所拥有的医术，无论是能以口头表达的还是可书写的，都要传授给我的儿女，传授给恩师的儿女和发誓遵守本誓言的学生；除此三种情况外，不再传给别人。我愿在我力所能及的范围内，尽我的能力，遵守为病人谋利益的道德原则，并杜绝一切堕落及害人的行为。我不得将有害的药品给予他人，也不指导他人服用有害药品，更不答应他人使用有害药物的请求。尤其不施行给妇女堕胎的手术。我志愿以纯洁与神圣的精神终身行医。因我没有治疗结石病的专长，不宜承担此项手术，有需要治疗的，我就将他（她）介绍给治疗结石的专家。无论到了什么地方，也无论需诊治的病人是男是女、是自由民是奴婢，对他们我一视同仁，为他们谋幸福是我唯一的目的。我要检点自己的行为举止，不做各种害人的劣行，尤其不做诱奸女病人或病人眷属的缺德事。在治病过程中，凡我所见所闻，不论与行医业务有否直接关系，凡我认为要保密的事项坚决不予泄露。我遵守以上誓言，目的在于让医神阿波罗、埃斯克雷彼斯及天地诸神赐给我生命与医术上的无上光荣；一旦我违背了自己的誓言，请求天地诸神给我最严厉的惩罚。

简短而精炼的誓言除了表达对医神及天地诸神的崇拜和敬仰之情，也是向医学界发出行业道德倡议，概括了医生对病人、对社会的责任，以及规范医生行为的四条准则。第一，尊敬恩师，知恩图报；第二，为病人谋利益，做自己力所能及的事；第三，绝不利用职业便利做违背道德乃至违法的事情；第四，严格保守秘密，即尊重个人隐私。希波克拉底认为，医生不论是在执业还是社交中，都不应泄露病人隐私，医生应当视病人隐私为神圣的秘密。这四条诞生于 2 400 多年前的原则所体现的医学道德，从希波克拉底时代一直传承至今。其间虽然有一些变化，但总的精神几乎完全保留下来。直到今天，我们依然可以看到希波克拉底医学道德对于医学传统的影响。例如，在美国，医学院大厅里总是竖立着希波克拉底的塑像，医学生从入学到从医将多次诵读《希波克拉底誓言》：第一次是在入学后的白袍授予仪式上，当医学院院长亲手为每一位医学生披上白袍后，学生、教师以及来宾全体起立，在会场庄严肃穆的氛围中，人们充满崇敬地诵读《希波克拉底誓言》；而后，在医学生毕业授予硕士或博士学位时均要求以《希波克拉底誓言》进行宣誓。

随着时代的变化，医学内涵的演进，医者社会使命的增加，誓言内容也在不断更新和修改。第二次世界大战结束后，纳粹分子医生的罪行受到审判，医生职业道德的特殊性和重要性又重新引起了人们的重视。1948 年，世界医学会（WMA）在《希波克拉底誓言》的基础上，制定了《日内瓦宣言》，即现代版的《希波克拉底誓言》，作为全世界医生的道德规范。

以下为中华医学会颁布的《日内瓦宣言》中文版本。

准许我进入医业时：我郑重地保证自己要奉献一切为人类服务。我将要给我的师长应有的崇敬及感激；我将要凭我的良心和尊严从事医业；病人的健康应为我的首要顾念；我将要尊重所寄托给我的秘密；我将要尽我的力量维护医业的荣誉和高尚的传统；我的同业应视为我的手足；我将不容许有任何宗教、国籍、种族、政见或地位的考虑介于我的职责和病人间；我将要尽可能地维护人的生命，自从受胎时起；即使在威胁之下，我将不运用我的医学知识去违反人道。

我郑重地、自主地并且以我的人格宣誓以上的约定。

此后，这一宣言又经历了7次修改。2017年10月，世界医学会对《希波克拉底誓言》做了第8次修改，这次修改也在世界医疗圈引发了广泛关注，修改的内容是增加了对医者自身健康的关注，即"我将重视自己的健康、生活和能力，以提供最高水准的医疗"。

《希波克拉底誓言》的具体文字在不同国家、不同文化、不同场合中不断变化以适应情境的需要，但它的核心理念没有变，即医生应尊重生命，胸怀仁心，精进医术，竭尽全力，保守医密，以病人利益为中心采取有利于病人的医疗措施。这份古老誓言仍然保持着旺盛的精神力量，照亮人类道德的暗域，传递不灭的道德火炬，被全世界奉为医疗行业的最高行为准则。

二、白袍的由来

（一）黑死病与"鸟嘴医生"

中世纪时期，令人闻风丧胆的烈性传染病——"黑死病"肆虐欧洲，因为不明传染源，隔离、奔逃都无法有效阻止疫情扩散，造成了约2 500万人死亡，死亡人数相当于当时欧洲总人口的1/3。可怕的疫情使整个欧洲陷入恐慌，人人谈之色变，甚至一度认为这是来自上天的惩罚或是女巫的魔法。

为了防止医务人员在接触病人过程中被感染，当时出现了最初的防护服。1619年，一位名叫查尔斯的法国医生首次详细记载了这套装备的样貌："面具的鼻子形似一个鸟嘴，有半英尺长，两个鼻孔旁边都各有一个孔，里面装满了香水。鸟嘴里填充了很多种净化空气、保证呼吸的草药。在大衣下面，我们会穿上山羊皮的靴子、与靴子连为一体的皮裤以及一件被塞进裤子里的短袖皮衣。帽子和手套也是用同一种皮做的……我们还会戴上护目镜。"除此之外，一根细长木棍也是这套装备的标配，医生手持长棍，以便挑开病人的衣物来查看病情，为的是减少身体的直接接触。穿上防护服后的医务人员因其特殊的造型被称为"鸟嘴医生"或是"瘟疫医生"。由于当时疫情异常凶猛，"鸟嘴医生"的恐怖装扮除了避免医生受感染外，还被赋予了吓走病魔的寓意。实际上，鸟嘴面具并没有起到太大作用，还是有大量的病人和医生丧生。但这套因临时战疫而兴起的装备，算得上是最早的"医生制服"雏形。

（二）"无菌"概念与白袍诞生

欧洲的医院起源于教会。19世纪中叶以前，欧洲医院里医务人员依然保留着教会的着装习惯，到处都是身穿灰黑长袍的医生，以及身着黑色修女服、脸上还戴着面罩的护士。除此之外，灰黑色的工作服还有另一层深意，当时人认为灰黑色可以隐藏"肮脏的污秽"。在现代微生物学与消毒的概念尚未建立的年代里，人们认为工作服仅仅是用来防尘的，而黑色能够让它们看起来没那么脏，所以一件衣服穿到坏都极少进行清洗或消毒，每年有大批病人因接触到医生衣服上的细菌，导致感染甚至死亡。除了灰黑色长袍，当时的外科医生在做手术时穿得像个绅士，头戴礼帽，身着普通西装外套，只是对外套袖子处的纽扣进行了重新设计，方便他们在不脱外套的情况下撸起袖子做手术。但当时，麻醉技术尚未发明，手术室充斥着哀嚎、挣扎和血腥。

1856年，微生物学家路易斯·巴斯德受到葡萄酒变酸的启发，发现原来酒内含有的乳酸杆菌正是导致这一现象的"元凶"，而只要把酒放在50~60℃的环境里保持半小时，便可杀死酒里的乳酸杆菌，这就是著名的"巴斯德杀菌法"，又名"巴氏消毒法"。后来，巴斯德又用鹅颈烧瓶实验证明，细菌只能来自于已存在的细菌，不可能凭空产生。也正因为这个发现，提示了人们原来伤口的腐烂和疾病的传染，都是细菌在作怪。

"细菌致病"这一理念引起英国医生约瑟夫·李斯特的重视。1865年,他借鉴了巴斯德的研究,提出通过"术前消毒"来减少术后感染的观点,并倡导一系列的改革措施:在为断腿病人实施手术时,不仅选用石炭酸进行消毒,而且还换上干净洁白的衣服作为手术服,大大提高了该手术的成功率。1868年,在李斯特主持下的格拉斯哥医院进行全面改进,如手术器械提前用苯酚浸泡,医生术前要洗手消毒,并且将原来的着礼帽、穿西服的惯例改为戴白布瓜皮帽、穿白袍——这就是现代白袍的雏形。这些大刀阔斧的改革举措推行后效果显著,该医院的病人术后死亡率同比下降了30%左右。

然而遗憾的是,李斯特的这项改革并未在第一时间得到同行的认可,直到不断有医院试行了李斯特的改革措施并大幅降低了术后死亡率后,"消毒灭菌"理念才得以推广开来,逐渐深入人心。从此,作为隔菌措施的一部分,白袍陆续在欧美地区普及开来,成为西医的经典"标志"。医生们开始穿干净整洁的白袍,并在手术时着统一经过消毒的手术服、手术帽,将手术器具高温消毒,手术前严格消毒洗手,病人的伤口要在消毒后绑上绷带等,这些在"无菌"理念指导下的消毒措施大大降低了术后感染的发生概率。随着现代医学的发展,白袍也顺理成章地取代了灰黑长袍,成为医生的正式工作服。直到今天,"白袍"也成了医生这个职业的代名词。

三、南丁格尔的故事

(一)南丁格尔的生平

弗洛伦斯·南丁格尔(Florence Nightingale,1820年5月12日—1910年8月13日),英国人,出生于意大利佛罗伦萨,家境优渥,受过良好的高等教育,精通多门语言。曾到德国、法国、希腊等多个国家考察当地的慈善机构和医院,专门修习了护理知识,回到伦敦后,在当地一家医院担任护士主任。

　　1853 年，克里米亚战争爆发时，她应政府函请，带领 38 位护士前往前线从事护理工作。她为医院重新购置了药品和医疗设备，重新整顿了战地医院，极大地改善了伤员们的生活环境和营养条件，扩大了医院容量，并有效地将伤员的死亡率从 42% 降低到 2%。南丁格尔和她的护士们被称为"克里米亚的天使"又称"提灯天使"。南丁格尔作为世界上第一位真正的女护士，开创了近代护理事业，并通过努力让昔日地位低微的护士社会地位与形象都大为提高，成为崇高的救死扶伤精神的象征。"南丁格尔"也由此成为护士职业精神的代名词，"5·12"国际护士节更是特别设立在南丁格尔生日这一天，就是为了纪念这位近代护理事业的创始人。

　　不仅如此，南丁格尔还于 1860 年在伦敦圣托玛斯医院创建"南丁格尔护士训练学校"，这被后人认为是世界上第一所正规护校，并将"把护理作为一门科学的职业"作为办学宗旨，对学校管理、精选学员、安排课程、实习和评审成绩都做了明确规定，正式建立了护理教育制度。南丁格尔一生还撰写了大量报告和论著，包括《护理札记》《医院札记》《健康护理与疾病札记》等多部专著。最著名的是《护理札记》，里面详细阐述了护理工作应遵循的指导思想和方法，精辟地指出了护理工作的社会性、生物性以及精神对身体的影响等，该书被称为护理工作的经典著作，被译成多种文字版本发行。

　　我谨慎而恭敬地在上帝和公众面前宣布我的誓言：我愿尽一生努力，忠诚地服务于护理事业，不做对护理事业和受护理人有害无益的事情；不给受护理人服用或故意使用有害的药物；尽自己所有努力增强职业技能；凡是服务时所见所闻的受护理者及相关人的私事及一切家务均给予严格保密，绝不泄露；我一定以忠诚勤勉的态度帮助医生治疗病人，并专心致志地照顾受护理的病人,尽自己最大可能为受护理者谋幸福。

——南丁格尔誓言

(二)南丁格尔精神

南丁格尔不仅开创了近代护理事业,同时也为近代社会公共健康卫生的改革做出了卓越贡献:积极致力于医院改革、济贫院和养老院的护理制度及乡村市郊护理体系的创新。她是世界上第一位女护士,更是护理学教育的奠基人,创办了世界上第一所非宗教性质的护士学校,并正式建立了护理教育制度。她一生为护理和卫生事业献身,用毕生经历为"真、善、美"作了最好的诠释。

南丁格尔曾说,"护理是一门艺术,也是照顾人生命的艺术,由熟练技术的手、冷静的头脑和温暖的心三部分组成"。南丁格尔对护理事业的理解正体现了科学与人文、理论与实践、爱与奉献的有机统一。"人道、博爱、奉献"的南丁格尔精神是护理行业的职业精神和价值追求,它源于南丁格尔对护理工作的所思、所想、所做、所感和所悟,高度凝练了她大胆的想法、坚定的意志、铁腕般的执行力以及勇于改革开创护理事业新局面的革命精神。南丁格尔精神和思想不仅对现代护理事业的发展产生了意义深远的影响,更是当代护理人员职业追求的灯塔。

四、护士帽的由来与变迁

护士帽作为护理人员工作制服的一部分,也是护理职业的象征。它的历史由来已久,发展过程中具体形式几经变迁,因其洁白、坚挺,两翼如飞燕状的造型,又被称为燕尾帽。

护士帽的原型最早来源于修女帽。这是因为早期在医院参与护理工作的是修女,她们虽然没有经过系统科学的护理技能培训,但凭借着无私的奉献精神,给人们留下了美好印象。多数史料认为，世界上第一顶"护士帽"是世界上第一位女护士——弗洛伦斯·南丁格尔所佩戴的帽子（图4-1），即南丁格尔头上所包的一层薄薄布料，但这其实还不是真正意义上的护士帽。

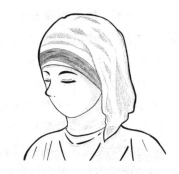

图4-1 世界上第一顶"护士帽"

1854年，克里米亚战争时期，南丁格尔曾组织38名护士奔赴前线照护受伤的士兵，她要求所有护士在参加救治时都要佩戴特殊护士帽（图4-2），出于清洁的目的，将长发覆盖或包起来以便于护理伤员。这在当时，有效提高了护理质量，极大降低了伤员的死亡率，这种源自修女的护士帽，成为让病人获得心理安慰的身份标识，照护伤患的护士们成为漆黑夜里的"提灯女神"。

克里米亚战争结束后，南丁格尔护士学校在圣托玛斯医院成立，当时就对护士的着装提出了严格要求，实习生必须戴上由南丁格尔辅助设计的短方形帽子（图4-3）。

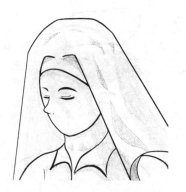

图4-2 克里米亚战争时期的
特殊护士帽

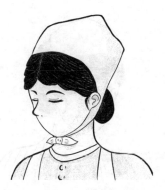

图4-3 南丁格尔护士学校
实习生所戴短方形帽

　　此后,护士帽逐渐在世界各国推广开来,并随着历史进程的演变和医院发展的需求而不断推陈出新,同时又因各国审美不同及实用性的考量,出现了许多不同的样式。1892年美国马里兰大学护士学校设计的一款"佛罗西帽"(图4-4),其式样按照南丁格尔曾经戴过的一顶帽子作为参考,帽子名称也取自弗洛伦斯的昵称"佛罗西"。19世纪20年代,美国爱荷华大学附属医院发明了"玛芬帽"(图4-5)。后来,玛芬帽又被"手帕帽"取代,因为后者更容易清洗、制作和运输,而且相比只能盖住头顶发髻的玛芬帽,手帕帽可以罩住整个头部。也曾出现过长帽款护士帽,后方有布料,能覆盖护士大部分头发,甚至包住整个头(图4-6)。随着第二次世界大战结束,服装制造业迅速发展,护士帽的款式更加简洁大方,帽子主要立于头的后方,形状也变小了,有的仅仅覆盖头顶发髻,或变成了较小的平顶帽,且颜色不同,成为大家现在更为熟悉的护士帽,也就是常说的燕尾帽(图4-7),燕尾帽快速风靡全球各国医院,成为护士制服不可分割的一部分,成为"白衣天使"的象征。

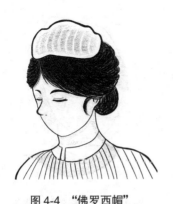

图4-4 "佛罗西帽"　　　　　图4-5 "玛芬帽"

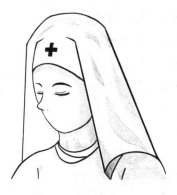

图 4-6　长帽款护士帽

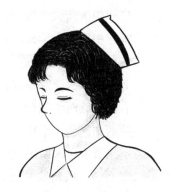

图 4-7　燕尾帽

　　1928 年，我国第九届全国护士代表大会召开时，毕业于北京协和医学院护士学校的林斯馨女士首先提出统一全国护士服装的建议，得到与会者的重视与响应。这次会议正式将护士帽命名为"白色燕尾护士帽"。如今，护士帽不仅是护理人员制服的一部分，是白衣天使身份的象征，更代表了不同的身份与职位等级，如，护士帽上有一条横杠的是护士长；有两条横杠的是科护士长；有三条横杠的是护理部主任；有一条边上斜杠的是护师；有两条边上斜杠的是主管护师；有三条边上斜杠的是副主任、主任护师。

五、中国传统文化中有关医学的象征符号

（一）《大医精诚》

　　素有"东方的希波克拉底誓言"之称的《大医精诚》，出自唐代著名医学家、药物学家孙思邈所著《备急千金方》首卷。它是我国古代医学史上第一篇系统阐述医德思想的文献。它明确提出了行医规范和医学职业道德，是中国医德思想成熟的标志，对后世产生了极大的影响。今天，我们能在国内许多医药院校的校训和医院的院训中看到《大医精诚》的影子，如：

广州中医药大学校训:厚德博学　精诚济世

福建中医药大学校训:大医精诚　止于至善

安徽中医药大学校训:至精至诚　惟是惟新

齐齐哈尔医学院校训:大学至善　大医精诚

右江民族医学院校训:大医精诚

陕西中医药大学校训:精诚仁朴

广东省人民医院院训:大医厚德　精博至善

那么,《大医精诚》所代表的具体含义是什么呢?

在《大医精诚》中,孙思邈并未解释何为"大医"。有学者认为"大医"之名来源于佛教中"大医王"的概念。佛教中的"大医王"即为普度众生的佛陀,因此,佛教故事中的"大医"指的是拯救世人身体与灵魂的菩萨。这一概念传入中国后被本土化。在中国的典故中,"大医"指的是救死扶伤的医者。还有学者认为,仅仅从佛教概念本土化解释"大医"这个称谓的形成是不够的,因为从"大医"概念内核来看,《大医精诚》的成篇受到中国本土儒道之学的影响更大。先秦儒家经典中的"大",指的是一种自然的、本然的、原始的状态,若一个人能够摆脱物质欲望的影响,达到一种道德本然的状态,这样的人便可称为"大"人。由此可见,"大医"不仅是对医者的一种称谓,还代表了一种医者的理想道德人格。

在《大医精诚》中,孙思邈主要对与医德修养有关的"精"和"诚"进行论述。简单来说,"精"要求医者要有精湛的医术;"诚"要求医者要有高尚的品德修养。

1. 如何"精"——博极医源,精勤不倦　疾病千变万化,错综复杂。病因相同,在不同病人的身上可能会出现不同的症状;不同的病因也可能引起相同的症状。所以,孙思邈认为面对医道这般"至精至微之事",切不可以"至粗至浅之思"去学习和探究它。他告诫习医之人必须"博极医源，精勤不倦"，即要求医者以孜孜不倦、专心勤奋、锲而不舍的精神认真学习钻研博大精深的医学知识理论，不仅要熟读医书、精研医案，还要深入地探求医学的渊源，成为精通医术之人。

如果行医之人无法做到"博极医源，精勤不倦"，会有什么样的后果呢？孙思邈列举了一个"反面教材"，说："这个世界上有一些愚蠢的人，读了三年的医术便敢夸下海口说已经没有什么病是我不能治的了。结果给别人看了三年病，这才发现很多病症并没有现成的药方子可以用。"因此，在学医这条道上，倘若道听途说、一知半解，最终只会"贻人怠命"。而这样的局面，是任何一个学医的人都不想看到的。

2. 如何"诚"——安定神志，普救含灵；省病诊疾，至意深心；不得多语调笑，衒燿声名　孙思邈在《大医精诚》中使用了较多的篇幅从"心""体""法"三个方面论述行医者应该具有什么样的医德修养。

首先，行医者应有救济世人的仁爱之心。正如孙思邈所说的："凡大医治病，必当安神定志，无欲无求，先发大慈恻隐之心，誓愿普救含灵之苦。"若要成为品德高尚的医者，首先要有慈爱同情之心，以及解救病人痛苦的决心。医者行医时一定要聚精会神，不能有私欲贪求。此外，他还强调救治病人时应该对病人一视同仁，无论病人地位尊卑、家境贫富、年龄大小、相貌美丑、愚笨或聪明，都应该将他们视作自己的亲人，全心全意认真对待，这样才能称作百姓的好医生。

其次，行医者在诊断治病之时，应具有端庄大方、气度宽宏、专心致志和认真负责的作风。"夫大医之体，欲得澄神内视，望之俨然。宽裕汪汪，不皎不昧。省病诊疾，至意深心。"

一个优秀医生还应随时自省,诊察疾病的时候要一丝不苟,详细了解病状脉候,一丝一毫不得有误。虽然说对疾病应当迅速救治,但不能不顾病人的安危,因此更为重要的是临阵不乱,周详仔细,深思熟虑。

其三,作为行医者,还应具备谦逊的美德。"夫为医之法,不得多语调笑,谈谑喧哗,道说是非,议论人物,衒燿声名,訾毁诸医,自矜己德。"医者行医的时候,应该遵守一些行为准则,如不能高声谈笑、自吹自擂,切忌对他人说三道四,也不应炫耀自己的名声,诋毁其他医生,借以夸耀自己的功名。不可以因为偶然治好了一个病人,就得意忘形,自认天下第一。

《大医精诚》虽问世于一千多年前的唐代,但其中蕴含的医学伦理思想"精诚合一、德术并重"至今仍没有过时,影响着一代又一代的习医之人。

《大医精诚》原文节选:

张湛曰:"夫经方之难精,由来尚矣"。今病有内同而外异,亦有内异而外同,故五脏六腑之盈虚,血脉荣卫之通塞,固非耳目之所察,必先诊候以审之。而寸口关尺,有浮沉弦紧之乱;俞穴流注,有高下浅深之差;肌肤筋骨,有厚薄刚柔之异。唯用心精微者,始可与言于兹矣。今以至精至微之事,求之于至粗至浅之思,其不殆哉!若盈而益之,虚而损之,通而彻之,塞而壅之,寒而冷之,热而温之,是重加其疾,而望其生,吾见其死矣。故医方卜筮,艺能之难精者也,既非神授,何以得其幽微?世有愚者,读方三年,便谓天下无病可治;及治病三年,乃知天下无方可用。故学者必须博极医源,精勤不倦,不得道听途说,而言医道已了,深自误哉!

凡大医治病,必当安神定志,无欲无求,先发大慈恻隐之心，誓愿普救含灵之苦。若有疾厄来求救者，不得问其贵贱贫富，长幼妍媸，怨亲善友，华夷愚智，普同一等，皆如至亲之想，亦不得瞻前顾后，自虑吉凶，护惜身命。见彼苦恼，若己有之，深心凄怆，勿避险巇、昼夜寒暑、饥渴疲劳，一心赴救，无作功夫形迹之心。如此可为苍生大医，反此则是含灵巨贼。

自古名贤治病，多用生命以济危急，虽曰贱畜贵人，至于爱命，人畜一也。损彼益己，物情同患，况于人乎！夫杀生求生，去生更远。吾今此方所以不用生命为药者，良由此也。其虻虫水蛭之属，市有先死者，则市而用之，不在此例。只如鸡卵一物，以其混沌未分，必有大段要急之处，不得已隐忍而用之。能不用者，斯为大哲，亦所不及也。其有患疮痍、下痢，臭秽不可瞻视，人所恶见者，但发惭愧凄怜忧恤之意，不得起一念蒂芥之心，是吾之志也。

夫大医之体，欲得澄神内视，望之俨然，宽裕汪汪，不皎不昧。省病诊疾，至意深心，详察形候，纤毫勿失，处判针药，无得参差。虽曰病宜速救，要须临事不惑，唯当审谛覃思，不得于性命之上，率尔自逞俊快，邀射名誉，甚不仁矣。又到病家，纵绮罗满目，勿左右顾眄；丝竹凑耳，无得似有所娱；珍馐迭荐，食如无味；醽醁兼陈，看有若无。所以尔者，夫一人向隅，满堂不乐，而况病人苦楚，不离斯须，而医者安然欢娱，傲然自得，兹乃人神之所共耻，至人之所不为，斯盖医之本意也。

夫为医之法，不得多语调笑，谈谑喧哗，道说是非，议论人物，衒耀声名，訾毁诸医，自矜己德，偶然治差一病，则昂头戴面，而有自许之貌，谓天下无双，此医人之膏肓也。老君曰："人行阳德，人自报之；人行阴德，鬼神报之。人行阳恶，人自报之；人行阴恶，鬼神害之。"寻此二途，阴阳报施，岂诬也哉？所以医人不得恃已所长，专心经略财物，但作救苦之心，于冥运道中，自感多福者耳。又不得以彼富贵，处以珍贵之药，令彼难求，自炫功能，谅非忠恕之道。志存救济，故亦曲碎论之，学者不可耻言之鄙俚也。

（二）悬壶济世的由来

中国有一句耳熟能详的民间俗语："葫芦里卖的什么药？"通常用于形容故弄玄虚、令人迷惑之人。葫芦的名字从何而来？又是怎么跟药扯上关系的呢？

在古代，"壶""卢"是对盛酒盛饭容器的称呼。有一种植物果实，在成熟之后外壳木质化，中空，经过处理后可用作容器，古人便将"壶""卢"合为"壶卢"一词，用来称呼这种实用的植物。"葫"通"壶"，"芦"通"卢"，葫芦由此得其名。葫芦不仅可作水瓢、可盛酒，还可盛药。《诗经·七月》中的"七月食瓜，八月断壶"中提到的"壶"，特指盛药的葫芦，即"药葫芦"。葫芦的密封性好，潮气不易进入，将药物放入其中能够保持其干燥，作为保存药物的容器再好不过。《西游记》中太上老君就拿法宝紫金葫芦去装他的宝贝金丹。

我们在医院、诊所、药店或医学院校中常常能看到一个成语——"悬壶济世"，这个成语中的"壶"指的就是装药的葫芦。"悬壶济世"的典故出自《后汉书·方术列传·费长房》。书中记载汝南（今河南一带）有一个管理市场的官员叫费长房，有一天他在集市上看见一名行医卖药的老翁在街头上竖起一根竹竿，竹竿上挂了一个药葫芦来招揽生意。罢市之后，那个老翁竟然纵身一跃跳进了葫芦里，第二天又从葫芦中跳出来，继续行医卖药。这神奇的一幕只有费长房一个人看到了，他大吃一惊，心想：或许遇见高人了！于是准备了酒食前往跪拜。老翁知道他为何而来,说:"那你明天再来吧。"第二天,费长房如期而至,老翁见他如此真诚,便带他一同进入葫芦中。不曾想,葫芦中别有一番天地,只见周围富丽堂皇,美酒佳肴应有尽有。他们俩坐下一同畅饮畅谈,老翁这才告诉他:"我原来是得道神仙,因为犯了错就被贬到这凡间来。不过明天我就要走了,你愿意跟随我吗?"费长房表示愿意追随,以求得道之法。老翁便带着他进入仙山,学习医术与道法。

后来,历史上还有一个关于壶翁的传说,讲的是一个本名叫谢元的历阳人,在市场行医卖药,凡是被他治疗过的人都痊愈了。不仅如此,他还将每天收到的诊疗费施舍给饥寒交迫的穷人。因为他常常在行医卖药之处悬挂着药葫芦作为行医标志,人们就称他为壶翁。

这些神话传说的流传在中国影响深远,"悬壶"也就渐渐成了中国文化中"行医"的代名词。时至今日,"悬壶济世"一词不仅是对医者医术高超的称道,还表达了对医者心怀天下、救济苍生的医德的赞誉。

《后汉书·方术列传·费长房》原文节选:

费长房者,汝南人,曾为市掾。市中有老翁卖药,悬一壶于肆头,及市罢,辄跳入壶中,市人莫之见,唯长房于楼上睹之,异焉。因往再拜奉酒脯。翁知长房之意其神也,谓之曰:子明日可更来,长房旦日复诣翁,翁乃与俱入壶中。唯见玉堂华丽,旨酒甘肴,盈衍其中,共饮毕而出。翁约不听与人言之,后乃就楼上候长房曰:我神仙之人,以过见责,今事毕当去,子宁能相随乎?楼下有少酒,与卿为别……长房遂欲求道,随从入深山,翁抚之曰子可教也,遂可医疗众疾"。

（三）杏林春暖

"杏林春暖"的字面意思是杏树林春意盎然,常用来称赞医师的医术高明,它的近义词还有杏林春满、誉满杏林、杏林高手和妙手回春等,其中"杏林"指代的就是中医药行业。那么,"杏林"是如何成为中医药行业的代名词的呢?

这一切,要从晋代葛洪的《神仙传》中一个神医故事说起。相传,在三国时期,有一个医术高超的医生叫作董奉,字君异,是吴国侯官(今福建长乐市一带)人。他从小刻苦学习医术,立志做一个救济世人的医生,后来偶遇高人,得到点化,习得了"仙术",不仅医术高超,还能呼风唤雨。

得道后的董奉修身养性,保养得当,容颜经过数十年也没有发生变化。他回乡探亲时,亲朋邻里或老或死,唯独他一人完全没有变老的迹象。这件事情传开之后,前来向他寻求长生不老之术的人越来越多。由于不堪忍受这样的打扰,董奉选择离开家乡,开始周游天下行医救人。他在交州(今广东、广西一带)救治了一个昏迷数天的官员,消息不胫而走。为了感谢董奉,这个官员腾出他府邸旁边的小楼供董奉休息。但由于上门求医的权贵络绎不绝,董奉不胜纷扰,小住了一段时间便重新开始云游行医。

当他云游到安徽凤阳时,当地战火纷飞,许多老百姓疾病交加,董奉决定救治他们。他在凤凰山住下行医,还定下了一个奇怪的规定:行医不收费。如果得了重病的人被治愈了,就要在荒山上种植五颗杏树,如果得了小病的人被治愈了,那么就种一棵杏树。不到几年,原本的荒山上竟然种满了数万棵杏树。杏子成熟之时,董奉让大家用谷物换取杏子,又把这些换来的谷物拿去接济穷人。当地百姓为了感谢他的救济和治疗,便把他居住的地方更名为"杏仙观"。

董奉的故事成了一段佳话，为后世中医所效仿，杏林精神也成了中医世家的古训。杏林春暖不仅是对医者医术高超的赞誉，更重要的是代表了医者心怀天下、救济苍生的追求，是医德的至高体现。

《神仙传》中关于董奉故事的原文节选：

奉居山不种田，日为人治病，亦不取钱。重病愈者，使栽杏五株，轻者一株。如此数年，计得十万余株，郁然成林。乃使山中百禽群兽，游戏其下。卒不生草，常如芸治也。后杏子大熟，于林中作一草仓，示时人曰："欲买杏者，不须报奉，但将谷一器置仓中，即自往取一器杏去。"

常有人置谷来少，而取杏去多者，林中群虎出吼逐之，大怖，急挈杏走，路傍倾覆，至家量杏，一如谷多少。或有人偷杏者，虎逐之到家，啮至死。家人知其偷杏，乃送还奉，叩头谢过，乃却使活。奉每年货杏得谷，旋以赈救贫乏，供给行旅不逮者，岁二万余斛。

六、作为仪式符号的大体老师

（一）大体老师

大体老师是医学生对遗体捐赠者的尊称，遗体捐赠者是化无用为"大"用，因此可称为"大"；"老师"是对捐献者的尊称，意指捐献者用自己的身体，为医学教育、科学研究做出了贡献。大体老师为医学生、临床医生以及医学科研工作者提供了能够通过解剖对各类疾病进行病理分析和研究的遗体，在他们身上获得的知识将反馈、应用于临床和研究，从而推动现代医学的不断发展。这使得"大体老师"成为医学教学、临床应用和医学研究的宝贵资源，是医学教学的重要支撑和提高医学科研水平必不可少的物质基础。

其实，大体老师的发展也有其值得铭记的历史渊源。在人类社会发展的早期,各大文明普遍禁止以研究的名义解剖人体。整个古希腊时期、古罗马时期和中世纪时期,人们对人体结构和内部奥秘的求知欲一直无法通过实际的人体解剖得到满足,只能借由解剖动物、偶然目睹外伤事故或者发挥想象,推想出充满混乱和谬误的人体知识。直至文艺复兴时期,人体解剖的实践才有少许进展。艺术家首先打破了常规,开始大胆接触人体解剖,其中达·芬奇的解剖学研究是那个时代的旷世之作。达·芬奇躲在地下室里,私下解剖了30多具人类尸体,并绘制出了令人叹为观止的人体解剖图。但是,迫于当时的社会伦理和宗教阻力,他生前并未发表这些有极高水平的人体解剖画稿,也无从对当时的医学界产生影响。真正将解剖引入医学的历史性人物是晚达·芬奇几十年出生的安德烈·维萨里,如今他被称为"人体解剖学之父",而当时这位年轻的探索者为了获得解剖用的人体,不得不化身为盗墓者,在黑夜前往无主尸首的公墓寻找尸体,或去山上研究"耻辱柱"上已停止呼吸及心跳的躯体。经过常人难以想象的艰辛,维萨里最终完成了他的巨著《人体结构》,将人体解剖学带入正轨。然而,从维萨里开始,解剖学虽然逐步迈入医学科学的殿堂,但无论在西方还是东方,人体解剖的尸体来源始终是一个需要解决的重要难题。

中央电视台新闻播报,截止2020年4月5日,武汉火神山医院共有28位遗体捐献者,他们为抗击新冠肺炎做出了自己最后的贡献。火神山医院向每一位遗体捐献者家属送上感谢信:"感谢您及家人无私捐献逝者遗体用于医学研究,为我国抗击新型冠状病毒肺炎做出突出贡献。对您及家人的这种无私奉献精神,我们表示由衷的敬佩! 正是由于你们的奉献行动,医学事业才得以进步和发展。谨向逝者致以深切的哀悼,并向您和家人表示崇高的敬意!"这表达了人们对平凡而伟大的英雄——大体老师的致敬。

正是有了大体老师的无言付出,中国的医生及医学科研工作者才能通过遗体解剖掌握第一手资料,推动了药物研发、诊疗方案优化、防控措施实施,乃至对整个疫情的有效控制。

(二)大体老师的象征意义

大体老师作为医学教育仪式中的象征符号,一方面固然象征着遗体捐赠者的无私奉献,应当受到尊重和感恩;另一方面,向大体老师学习也标志着学生从普通人向医学生的转变。

无论是西方宗教传统中对人类遗体的尊重和保护,还是中国传统思想中的"身体发肤,受之父母,不敢毁伤"的观念,都在伦理上认同遗体有神圣、不可侵犯的性质。而人体解剖学是现代医学的开始,可以说,没有解剖学就没有现代医学。在科学实证主义的指引下,只有明白和理解了人体的结构、运转规律,才有可能更有效地开展治疗。

在医学伦理上,所有的医生、医学教育者和医学生都需要感谢那些愿意突破禁忌,无私奉献自身的大体老师,也需要通过向大体老师学习的经历完成自己从普通人转变为医学生的"入学礼"。第一次面对大体老师时几乎所有的医学生都会经历所谓的"文化震撼",他们将首次在自己的同类身上切割、观察、练习,获得职业所需的知识和技能,这需要克服普通人惯有的对遗体和死亡的恐惧和禁忌感,他们将深深体会到医者职业的独特性——这是一份对自己的同类进行生死救助的职业,是一份关乎生命的、崇高的、非同寻常的职业。

(三)大体解剖在中国的发展

在我国的医学院校,医学生在每次上解剖课之前,都要用心向眼前的大体老师低头默哀,深深鞠躬,表达敬意。老师会告诉学生们"想要成为好大夫,就要像对待真正的病人一样对待遗体,任何操作失误,在临床上都可能导致真正的死亡"。

1867年,我国进行了首例尸体解剖,由当时中国第一所西医学校——博济医院附设院校教员黄宽进行,他是我国第一位西医留学生。此后,尽管西方医学在我国的推进非常迅速,但尸体解剖依旧难以开展。一方面,国人的传统思想中保全尸体的观念根深蒂固,不愿意将死去亲属的遗体提供给医生或医学院校做标本,遑论用于解剖的大体老师;另一方面,政府也有对于尸体解剖的相关限制,规定解剖课的实习只许观察模型,不许解剖尸体,使得尸体解剖成为医学发展过程中的难题。在这种困境下,著名西医伍连德以及时任北京医学专门学校校长的汤尔和等人敢为天下先,草拟解剖条例,上书教育部,向政府力陈解剖在医学教育中的重要性,呼吁政府准予实施尸体解剖。1913年11月13日,在伍连德、汤尔和等人的努力下,在教育司长黄炎培等中外数百人的见证下,江苏公立医学专门学校对一具乞丐尸体进行了国内首次公开解剖,这被后世称为中国解剖医学的"破天荒"之举。此后,随着相关法规的不断修订和完善,中国人体解剖学在社会中缓慢推广。近年来,随着观念转变,中国的大体捐赠数量也在不断增加,但所捐献的遗体远远不能满足医学教学、科研与临床应用的需求,整体依然紧缺。据了解,我国每4~7名临床专业学生需要一具大体老师供解剖学习,而很多医科类院校遗体来源紧张,一般数十人才能解剖一具遗体,有些学校甚至放弃了遗体解剖,改为观摩录像进行教学。遗体捐献数量和尸解率的高低,往往是一个国家公民文明程度和国家卫生状况的重要标志。在我国媒体报道中可以看到，不少捐赠者也曾是科研工作者，如，中国科学院院士柯俊，复旦大学原校长、著名物理学家谢希德教授，北京大学医学部胡传揆教授等。胡传揆教授曾在生前立下遗嘱："遗体不火化，不留骨灰，病理解剖后尽量利用其他组织及骨架，以利教学。"他们的行为让更多的人能够明白，死后生命的意义还可以在奉献中延续。

（张艺旋　郭璐怡　吴佳荃）

第五章　医学教育仪式的功能——个人、社会及文化层面

前文提到，仪式教育对医学生的培养具有重要的作用，通过系统的仪式教育，能增强学生对职业的热爱、荣誉感与归属感，促使医学生更好地投入学业，顺利完成身份转化，继承救死扶伤的职业精神。具体来说，医学教育仪式的功能主要有三点：情感教育、身份认同、文化传承，分别对应着仪式在个人、社会及文化三个层面的功能。三个层面的功能之间相互连结，彼此渗透，环环相扣，层层递进。

一、情感教育

（一）仪式带给医学生的情感能量

人类学家柯林斯提出的"情感能量"的概念，能帮助我们理解仪式的情感教育功能。情感能量是指仪式中产生的共同情绪或情感共鸣，是与心灵产生某种呼应的主体内在的感性活动，渗透着与之对应的道德感、和谐感等情感体验。仪式教育是一种情感交流的载体，情感体验是仪式过程中参与者的内在感性活动。仪式依靠符号环境的布置，特定意义的语言、音乐、表演等艺术形式触发人的感受，这一情感体验是心灵与外在社会活

动的紧密结合,让参与者受到深层次的触动。从情感能量的角度来看,仪式中的情感教育指的就是,人们通过参与仪式产生积极的心理和情感体验,形成更好的生活信念。因为仪式以强烈的情感唤起为特征,仪式教育有时也被人们狭义地称为情感教育。

医学教育中的仪式为医学生带来的情感能量主要包括:在职业情感方面,加强对职业的热爱感、认同感、归属感、荣誉感;在医患情感方面,培养医学生对病人的理解和关爱;在师生情感方面,培养医学生对医学教育者的感恩意识,以及传承医学知识和文化的使命感。总之,仪式能帮助医学生从内心真正体验到自己是医学界的一分子,深刻地认识自己对于学科发展、职业群体、病人以及全社会的价值和重要性,从而帮助医学生实现情感与职业的融合与契合,奠定今后学习与实践中的情感基调。

一般来说,在医学教育仪式中,存在各种情感能量交织的情况。例如,白袍(授予)宣誓仪式、护士授帽仪式以职业情感唤起为主,医患情感、师生情感为辅;解剖课默哀仪式是以职业情感、师生情感唤起为主,医患情感为辅;中医拜(出)师仪式则主要唤起职业情感、师生情感。

(二)沉浸和震撼

情感教育与传授理性知识有所不同。情感教育需要沉浸式的情境形成潜移默化的影响,也需要强烈的直观感受引起情感冲击和共鸣。医学教育中的仪式正是通过这两种方式唤起医学生的积极情感体验。

仪式教育为医学生营造特定的"境",形成一种积极的集体心理氛围,使他们与同学、师长一起全身心沉浸其中,直观地感受一些抽象的观念,比如,价值、责任、归属、爱。所以，仪式的"在场感"至关重要，通过现场象征符号、氛围营造、情节安排等形成的综合作用，教育变得生动、丰富、有趣、有感染力，学生更能感知并接受各种象征符号所传达的文化理念、情感态度以及生命体验等正向的教育内容，潜移默化间实现成长进步，起到学习、精神洗礼，乃至情感升华的作用。同时，这样的场景和氛围，也为情感唤起和共鸣做了铺垫。

仪式还通过演讲、音乐、视觉设计等各种感性手段把信息串联起来，通过有冲击力、有张力的情节，故事化、形象化地传达给学生。不需要理性的分析和消化，医学生在仪式中通过亲身感受就能接收到情感信号。比如，前辈分享的感人至深的亲身经历，整齐划一的集体宣誓，仪式高潮时刻激动人心的音乐和灯光设计……都会对医学生产生强烈的情感冲击、精神鼓舞、情绪调动，达到唤起职业价值感、崇高感、荣誉感、热爱感、归属感等正面情感的作用，使仪式教育活动成为医学生印象深刻的社会性集体记忆。

情感教育是仪式在个人层面的主要作用，也是仪式的其他功能发挥和发展的基础。仪式过程中参与者的情感体验程度，决定了参与者是否能顺利和社会连接完成身份认同和身份转化，决定了所要传承的文化观念和精神信仰是否最终被参与者所接纳和认可。

二、身份认同

（一）连接个人与社会的"身份"

"社会身份"有时也简称身份，是一个连接社会与个人的概念。在社会意义上，社会身份是对人的分类，描述的是一些社会成员在功能上和心理上结合成具有共同特征的社会群体，共享同一个身份。在个体意义上，社会身份是对自我的认同，它部分地为个人解答了"我是谁?"的问题。在共享同一个社会身份的群体内,成员们接受和认同自己的社会类别,并以此来定义自己。换句话说,社会身份是个人对自我的一种概念,即对自我的身份感知——感知到自己与某个群体的特征相一致或者归属于某个群体。个体往往需要肩负多重社会身份,比如一个人可以具有医生、科学家、父亲、某个公益组织的成员等多重身份。个体会根据所感知到的社会身份,在不同的时间和地点,根据不同的交际对象、话题和情景恰如其分地在社会中行事。

个体对自己所处的职业群体认同度越高,职业身份在个人的自我概念中会越突显,发挥的作用也就越大,越能激励个人努力完成职业所需的学习,在未来更好地履行职业责任、创造职业价值。高等教育的重要任务之一就是通过培养职业身份认同,塑造学生的自我认知,引导学生对自我身份和价值进行积极思考。

(二)仪式铺就的医者身份认同之路

无论社会如何变迁,医者一直是一种汇集人类自我认知和自我救助知识以救死扶伤的崇高的职业身份。医生的职责是救死扶伤,而认同职业身份是履行职责的基础,个体是否能正确认识自身的社会身份就显得十分重要。有了职业身份认同,医学生能更好地将实现自我价值和实现职业的社会价值结合起来,将内在的成就动机外化为行医过程中自发的、积极的行动,全心全意为病人服务。

医学教育仪式将培养职业认同贯穿始终,尽管仪式的形式演化至今有诸多变化,但仪式教育的进行依然遵循着严格的步骤程序,比如,在仪式活动开展过程中环境的布置与参与者的动作语言等都处于一定的规范中。这些规范能使参与者产生身份归属感,在仪式中明晰自己身份所赋予的相应权利和义务,逐步认同自己的身份,从而逐渐学会规范个人行为,产生自然的内化的行为约束力。

身份认同是情感体验的升华和进阶。仪式过程中积极的情感体验,可以让参加者得到精神洗礼,因为这些综合效应的感染而受到激励,产生成就动机,有助于参与者更好地认识到社会身份职责,树立认真负责的职业态度和救死扶伤的职业价值观,并认同身份所携带的社会要求,努力投身探索医学知识,真心服务社会、造福人类,甘于、乐于、勇于为医学事业奉献自己。

这个层面的意义在白袍(授予)宣誓仪式、护士授帽仪式和中医拜师(出师)仪式中尤为突出。

三、文化传承

(一)文化

虽然狭义上,人们习惯将相对于经济、政治而言的人类全部精神活动及其产品称为文化,但从"文化"一词的原意来看,所有由人创造的物质和精神产物都是广义上的文化。古代东方《易·贲卦·象传》将文化描述为"观乎天文,以察时变,观乎人文,以化成天下";现代西方文化人类学之父泰勒的经典定义指出"文化包括知识、信仰、艺术、道德、法律、习俗和任何人作为一名社会成员而获得的能力和习惯在内的复杂整体"。二者不约而同地指出,文化是一个广博的概念,它标志和囊括了人与自然、人与动物的所有差异,这些差异是人之所以为人的原因。

文化有着和人类社会同样古老的历史,又在人类社会发展进程中不断更迭变化。文化是可习得的、可共享的。有了文化的代代相传,才有了人类文明的存续和发展,也才有了文化自身的推陈出新。

每个职业领域也有自己的文化,包含这个领域的知识技能、价值观念、审美情趣、思维方式、规范和习俗,医学也不例外。因此,医学文化的传承既是医学知识技能的传授,也包括了医学的精神文化、制度文化、行为文化在一代代医学生中的传承。

(二)从身体实践到文化传承

文化传承,尤其是非物质文化的传承,离不开仪式。仪式不是一场形式上的展演,而是一个被赋予了积极精神意义的规范化文化传承的领域。在仪式中,抽象的文化不再局限于文字表达,而是具有丰富的形式。许多涉及仪式场景的要素,如人物的角色、现场的布置、器物的摆放、服饰的穿戴、言语措辞等具体符号都能传递文化的精神力量,直观呈现文化自信的内容,帮助参与者更好地感受、理解和接受仪式中所蕴含的文化。因此,相较于一般传统意义上的教育模式,仪式教育不再局限于对书面知识的解读和理性接受,而是将知识技能、价值观念、审美情趣、思维方式、规范和习俗等文化要素置于可感知的时间和空间中,让参与者从视觉、听觉、触觉等感官上直接全方位接触文化,可以更主动、更直接、更全面地感受并加深文化记忆,达到传承文化精髓的效果。

医学教育仪式通过塑造文化历史情境,让医学生们通过亲身参与的身体实践,在认识医学历史的同时直观地体验相关文化,起到历史传承、文化传播的作用。比如,新晋医学生们举起右手庄严宣读《希波克拉底誓言》,护士授帽仪式上的授帽和秉烛,师生在致敬大体老师的仪式中手持菊花、鞠躬默哀,中医拜师仪式中弟子跪拜、敬茶和递帖,都是身体的操演。这些身体操演,仿佛带领医学生"亲身参与"到职业诞生之初的历史时刻,一同重温职业初心,体会职业的终极价值。

（高一飞 李泽峰）

第三部分 医学教育仪式的现状与问题

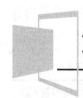

第六章 医学教育仪式的现状

随着仪式感在人们生活中的普遍复兴，医学教育也开始重拾传统仪式，并且挖掘和焕发仪式的时代意义，服务于医学生社会化、职业化的教育目标。

我们通过梳理文献，对医学生和医药相关专业的学生群体发放在线问卷，在学生、教师、教育管理者中开展走访和深入调研（调查样本和方法详见附录），广泛收集了二手和一手资料，希望勾勒出目前我国医学教育中仪式的现状，呈现其中的规律和主要问题，作为改进现有实践的依据。

一、良好的基础

总体上看，我国的医学教育仪式基础良好。首先，仪式的覆盖率高，大部分学生认同仪式的重要性，愿意参与其中。其次，学生的参与行为与对仪式的重要性认知之间形成了良性的循环加强，参与过的学生会更认同仪式的重要性，而认识到仪式的重要性会进一步提升参与意愿，提高参与度。

但是,我们也发现一些值得关注的特殊情况,比如,医学教育仪式局部覆盖不均衡,对仪式的重要性认知和参与意愿存在年级、专业差异。

(一)覆盖率高,学生认同感和参与意愿高

1. **覆盖率高** 在公共搜索引擎和学术数据库中,关于医学生仪式教育的文献数量虽然不多,但近几年呈快速增长态势,新闻和学术文章对于几种主要的医学教育仪式均有报道(表6-1)。这从侧面反映了多种医学教育仪式实践正在蓬勃发展,并且越来越受到社会关注和重视。

表 6-1 2010—2020 年常见医学教育仪式相关文献

医学仪式类型	学术论文数量 / 篇	新闻报道数量 / 篇
白袍(授予)宣誓仪式	8	3
护士授帽仪式	5	12
解剖课仪式	6	11
中医拜师(出师)仪式	7	63
合计	26	89

调查数据也显示,绝大部分临床医学和医药相关专业的学生都已经参与到仪式教育活动中来。参与问卷调查的 1 309 名学生中80.98%自述自己有参与医学教育仪式的经历(图6-1)。高覆盖率有利于仪式的效果快速传递,产生群体效应,形成更广泛和持久的仪式氛围。

2. **认同感和参与意愿高** 另一个可喜的现状是,绝大部分学生认同医学教育中仪式的重要性并且愿意参与其中。

86.25%的受访学生认为医学教育中的仪式"重要"或"非常重要"(图6-2),86.55%表示"愿意"或者"非常愿意"参与医学教育仪式(图6-3)。

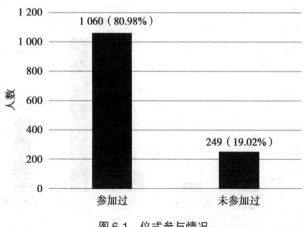

图 6-1 仪式参与情况

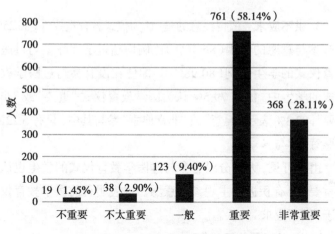

图 6-2 仪式重要性认知情况

我们还发现,对仪式重要性的认知和参与意愿有很强的关联性,认为医学教育仪式"非常重要"的学生中,83.7%表示"非常愿意"参与医学教育仪式;相反的,持其他态度的学生中,只有 6.7%表示"非常愿意"参与医学教育仪式。这表明越认同、越重视医学教育仪式的学生,其主观参与仪式的意愿也越强。

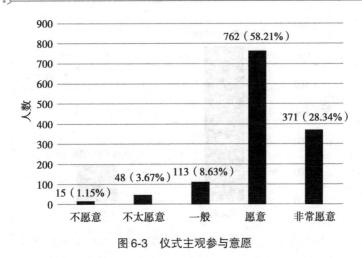

图6-3　仪式主观参与意愿

3. **供不应求**　值得注意的是,认为仪式教育重要性(86.25%)及有参与意愿的学生(86.55%)比例均超过了实际参与过医学教育仪式的学生比例(80.98%)。即使在没有参与过医学教育仪式的学生中,仍有79.5%认为医学教育仪式"重要"或"非常重要",82.3%表示"愿意"或"非常愿意"参与其中;只有5.22%"不愿意"参与。

由此可见,大部分没有参与过医学教育仪式的学生也认同其重要性,有积极的主观参与意愿。这表明目前医学教育仪式处于"供不应求"的状态。

（二）局部覆盖不均衡

在总体的高覆盖率之下,覆盖不均衡的现象也初见端倪。

首先,临床医学类、预防医学、中西医结合、中医学等专业的学生群体是仪式教育覆盖的主要对象,其他专业的参与相较之下有所欠缺(表6-2、表6-3)。

表6-2　各类医学教育仪式参与情况

专业	白袍（授予）宣誓仪式	解剖课默哀仪式	护士授帽仪式	中医拜师（出师）仪式
临床医学类	382（45.31%）**	675（80.07%）	6（0.71%）	3（0.36%）
预防医学	33（25.58%）	68（52.71%）	1（0.78%）	—
基础医学	7（35.00%）	7（35.00%）	—	—
中医学	18（23.38%）	37（48.05%）	—	23（29.87%）
中西医结合	24（38.71%）	56（77.78%）	3（4.48%）	18（29.03%）
护理学	3（9.68%）	6（19.35%）	2（6.45%）	—
医学检验技术	6（19.35%）	24（77.42%）	—	—
中药学	4（12.90%）	1（3.23%）	—	3（9.68%）
其他*	7（8.24%）	33（38.82%）		
总计	484	907	12	47

注：* 此处"其他"专业包括医学实验技术、法医学、生物技术和生物制药。

** 此表中百分比表示参加过该仪式的人数占该专业总人数的比例。

表6-3　未参与任何仪式的医学生专业分布

专业	人数	未参与人数／各专业总人数
临床医学类	84	9.96%
预防医学	41	31.78%
基础医学	7	35.00%
中医学	21	27.27%
中西医结合	5	8.06%
护理学	19	61.29%
医学检验技术	6	19.35%
中药学	25	80.65%
其他*	41	48.24%

注：* 此处"其他"专业包括医学实验技术、卫生检验与检疫、生物科学、生物工程、临床药学、药学、制药工程、药物化学、药物分析、中药制药和社会医学与卫生事业管理。

其次，仪式设置和学生们自报告的参与情况有差距。比如，我们所调研的高校中，教学管理者自述白袍（授予）宣誓仪式和解剖课致敬大体老师仪式完全覆盖了临床医学和预防医学专业。但是，来自这两个专业的学生中还是分别有 9.96% 和 31.78% 自报告从未参与过这些仪式。在影像学、基础医学、精神医学、针灸推拿学、卫生检验与检疫等专业中也有类似的情况。

再次，在同校同级同班的学生中，自报告曾经参与仪式的类型也呈现出差别。

这提示我们，医学生仪式教育还没能达到真正的"全员参与"或者"全员认知"。

（三）重要性认知和参与意愿存在年级、专业差异

对仪式教育的重要性认知和参与意愿还体现出年级差异和专业差异。

1. 高年级参与意愿下降　按照我国的医学教育学制，大四是医学生的一个重要转折点，他们大多将在这一年进入实习阶段，开始大量接触临床真实情境。因此，我们将大四作为一个分界点，大四及以上年级视为高年级，以下视为低年级，发现高、低年级的学生对仪式重要性的认知没有显著差异；但是二者有较高参与意愿（即选择"愿意"或"非常愿意"参与）的学生比例高年级略低于低年级，差异具有统计学意义。

结合文献和实地走访情况，我们推测产生上述现象的原因可能有以下几方面。

第一，随着年级增高，医学生们参与仪式的次数逐渐增加，对仪式的敏感性钝化了，重复性仪式对他们产生的触动和震撼力度也减弱了,有些仪式过程对他们来说开始变得乏味、无聊,导致他们参与的意愿下降。

第二,进入高年级之后,医学生开始接受高强度的临床训练,受时间和精力限制,他们往往需要全身心投入专业技能训练。因为仪式对专业技能提高没有直接贡献,他们的参与意愿也就没那么高了。

第三,医学生进入高年级见习、实习之后,被临床情境中不良医患关系、媒体报道、社会偏见等负面的环境因素影响,使得以前在医学教育仪式中树立起来的信念受到冲击而动摇,这种动摇反过来影响了进一步参与仪式的意愿。这也可能是最主要的原因。

2. 临床医学专业学生更重视和认同仪式的重要性　如果将选择医学教育仪式"重要"或者"非常重要"视为对其持重视态度,那么参与调查的 88.51% 的临床医学专业学生对仪式持重视态度,其他专业中 84.29% 的学生也表示了同样的态度,两者差异具有统计学意义,即临床医学专业的学生比其他专业的学生更认同、更重视医学教育仪式。

（四）"参与"与"认同感"之间的循环加强机制

我们发现一个重要现象,无论是否参与过仪式,医学生认为医学教育仪式"不重要"的比例都极低。在参与过医学教育仪式的学生中,87.83% 认为医学教育仪式"重要"或"非常重要",未参与过的学生中,此比例为 79.52%;两者差异具有统计学意义。参与过的学生 87.55%"愿意"或"非常愿意"参与;未参与过的学生中,此比例为 83.53%;两者差异具有统计学意义。这表明,亲身经历了医学教育仪式的学生,会更加认同仪式的重要性,有更积极的参与态度,也进一步说明参与过程的体验能提高学生对仪式重要性的认知,进而激发参与意愿,形成一种循环加强的机制。

同样的,不好的仪式经历也会影响学生再次参与仪式的意愿,形成循环减弱的关系。比如,访谈中,有的学生因为在以往的仪式教育中有过"形式大于内容""过程太多敷衍""组织混乱"等不良观感,表示"不喜欢参与此类活动"。

总的说来,目前医学教育仪式处于"供不应求"的状态。大部分学生都认同医学教育仪式的重要性与必要性,主观参与意愿也很高,这是开展仪式教育的良好基础。利用"良好的参与体验—重要性认知—积极的参与意愿"之间螺旋上升的促进关系,从数量上进一步扩大仪式教育覆盖的广度应该会受到学生的欢迎。同时,仪式的质量和满意度是形成螺旋上升关系的关键,不良的仪式体验很可能影响学生对仪式的重视和参与意愿,破坏目前良好的基础。

二、值得深思的满意度

那么,学生对于医学教育中现有的仪式是否满意,评价如何呢?

(一)大部分学生表示总体满意

在我们的调查中,参与过医学教育仪式的学生,对现有仪式感到"满意"或"非常满意"的占 70.47%,只有三成左右的学生对参与过的医学教育仪式不太满意(图 6-4)。现有仪式的质量受到了大部分学生肯定。尽管从比例上看,不太满意的学生并不多,但是这部分学生的观点不容忽视。一方面,我们发现学生对仪式的总体满意度与他们对仪式的重要性认知和参与意愿密切相关;另一方面,形成不满意态度的原因可以提示我们仪式需要改进的方向,值得进一步探究。

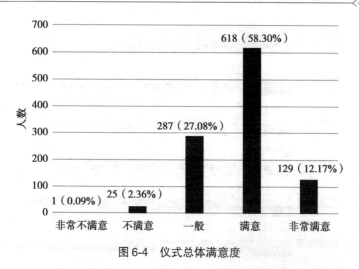

图 6-4 仪式总体满意度

（二）好评与差评

1. 德育效果获好评 我们进一步请学生对仪式的前期宣传、活动内容、活动形式、活动细节、互动环节、德育效果、现场视听效果和后期总结反馈等八个方面进行评价。结果如图 6-5 所示，学生们对仪式各方面的评价总体较好，主要为"理想""一般"。

如果将评价为"理想"与"非常理想"视为"好评"，学生好评率最高的一项是"德育效果"（69.9%），远高于其他方面，仪式的精神感召和教育效果已经被学生感受到并且产生了积极评价，但好评学生未超七成，还有不小的提升空间。

好评率其次的是"现场视听效果""活动形式"和"活动内容"，获得 62%~64% 学生的好评。再次是"活动细节"，获得了50.75% 学生的肯定评价。好评率最低的三方面是"后期总结反馈"（47.64%）、"互动环节"（38.58%）和"前期宣传"（37.64%），至少有一半以上的学生没有做出好评。

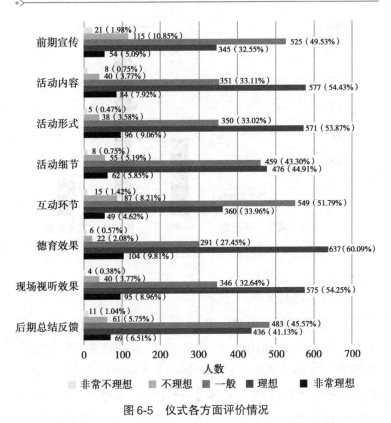

图6-5　仪式各方面评价情况

2. **三类"差评"**　除了直接对仪式各方面进行评价以外，学生还对现有仪式的10种问题和不良情况进行了排序（图6-6）。学生们指出的"问题"基本印证了他们对仪式各方面的正面评价，好评多的方面问题排序靠后，差评多的方面问题排序靠前。

其中，负面评价反映出了仪式不尽人意之处，可以归结为以下几类主要问题。

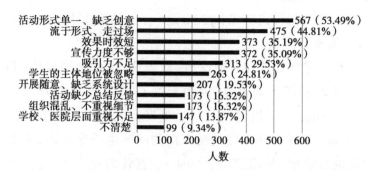

图 6-6 仪式存在的主要问题

（1）形式和内容：认为仪式在"活动形式""活动内容"上不太理想的学生都接近四成（分别为 37.08% 和 37.64%），学生反映的具体问题有"活动形式单一、缺乏创意"（排第一，53.49%），"流于形式、走过场"（排第二，44.81%）"吸引力不足"（排第五，29.53%）等。

学生坦言有的仪式"内容单一空洞""僵化""过程太敷衍"，因此并不喜欢参与此类活动，甚至调侃参加仪式的感觉只是"像开了个会"。

还有学生反馈仪式里强调走流程、注重排场、为宣传而摆拍等形式主义的作法也特别让人反感，相较之下，他们表示更愿意参加"非正式的""自行组织"的有真实情感的互动活动。这样的反馈其实正表达了他们的潜在诉求，即学生希望自己能够更"能动"地安排自己的仪式，也期待能够从仪式活动中寻找到意义。有的学生直接以行动表示了对仪式形式和内容的不满，用自己的方式"过滤"和"屏蔽"那些他们认为不走心、没意义的仪式环节。比如，我们现场调研一场某校护士授帽仪式时，在前辈寄语、介绍嘉宾、副校长致辞等总时长 17 分钟的、缺乏学生参与的仪式环节中,三分之一学生开始戴耳机看电影,或者闲聊。

（2）前期宣传和后期反馈:认为仪式的"前期宣传"和"后期反馈"不太理想的学生都超过了一半(分别为73.63%和52.36%),可以说这是学生最期待能够得到改善的两个方面。问题排序中,这两方面的问题也排序靠前,比如"效果时效短"排第三(35.19%)、"宣传力度不够"排第四(35.09%)等。

一方面,许多学生反馈仪式活动的宣传力度"根本不够",他们自身并不想稀里糊涂地参与仪式,而是希望至少在参与仪式之前能够了解仪式的背景信息,明白仪式的重要性,这样他们在仪式活动过程中才能够积极配合,才能够有充分的代入感。还有学生提到因为自己缺少对仪式相关知识的理解,导致留下的印象不够深刻。虽然大部分学生在参与仪式的过程中增进了对仪式的了解,但是参与仪式后认为自己"非常了解"仪式的学生依旧不足两成。

另一方面,学生也感觉现在很多仪式"结束了就结束了",没有总结、反馈或延续,所以他们也只把仪式当作"一次性"的活动,不太能感觉到仪式的长期效果,时间一长就印象模糊了,更谈不上保有长久的美好回忆。超过三成学生(31.32%)对医学教育仪式没有留下深刻印象("没有印象""印象模糊"或"一般")。大部分的记忆集中在与仪式内涵无关的趣事和意外事件上。

（3）互动和现场效果:对仪式"现场视听效果"评价不高的学生大约占四成,而认为"互动环节"不太理想的超过六成。学生指出的问题有"学生的主体地位被忽略"(排第六,24.81%),

"开展随意、缺乏系统设计"（排第七，19.53%），"组织混乱，不重视细节"（排并列第八，16.32%）。

一部分学生们表示他们参与过的仪式缺乏应有的"神圣感""庄严感"和"仪式感"，而且由于时间安排匆忙，也"来不及感受什么"。对于仪式现场的体验，有少数学生直接给出了"感受差""效果差"和"不走心"的负面评价。

学生们感受到一些仪式活动从内容到程序好像并不是为他们而组织的，有相当数量的学生认为他们参与的仪式互动环节太少，感到很"被动""参与感不强"。而且，一些参与性环节的安排也不符合他们对仪式的设想与期待，比如，"强行要求"背诵《医学生誓言》而不要求他们理解意义；安排与专业教学关系不大的行政领导给新晋护士授帽；本来期待参与庄严的仪式，却发现只是来"听了个演讲"。

从仪式组织者那里，也侧面印证了这种情况。组织者们表示现在仪式教育已经越来越不"单纯"。为了"获得显示度""引起重视"，仪式教育常常和各种大型活动"搭载""合并"。比如，毕业典礼和白袍授予仪式合并；入学仪式搭载医学生宣誓等。然而，随着活动规模、相关利益群体和复杂程度不断升级，活动组织工作的难度也越来越大，活动组织者往往更加注重仪式过程"完整""无纰漏"，很难做到真正的"以学生为中心"来设计仪式，甚至忙到无暇顾及学生，也没有精力去注意活动细节，导致学生们的现场感受不佳。

总之，学生对于医学教育仪式的满意度还有很大提升空间。

三、决定满意度的关键因素和规律

如何有效提高学生对仪式的满意度呢？我们发现，与满意度具有较强关联的因素包括了举办仪式时活动现场的氛围以及学生们在仪式过程中正向情感被唤起的强弱程度。

（一）仪式现场的活动氛围

1. **仪式氛围的整体性**　学生们在仪式活动中感受到的氛围可以细分为"仪式感""神圣感""参与感"。仪式感在这里指的是通过时间、空间的专门设计以及象征符号安排营造出的仪式氛围；神圣感主要指仪式教育中营造的崇高和庄严的氛围；参与感指的是学生通过身体操演、心理感受融入仪式氛围，并感受到自己是仪式积极而重要的组成部分。

如图 6-7 所示，学生对于现有仪式的三种氛围的感受以"理想"为多，且基本趋于一致。认为仪式感、神圣感、参与感"理想"和"非常理想"的学生比例均超过七成。相关分析发现，这三种活动氛围之间两两均具有较强的正相关性，可以理解为，

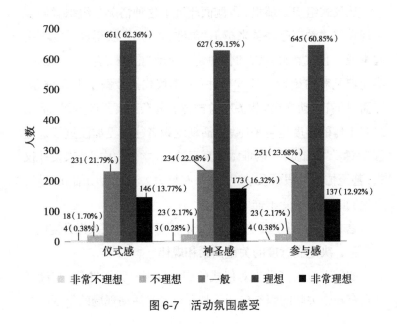

图 6-7　活动氛围感受

在学生的感受中,这三种氛围要素或相互渗透、或相互作用,形成了仪式的整体氛围,不可分割。

2. 氛围与满意度正相关　氛围是仪式带给学生的最直观的感受。即使对仪式意义没有深刻认识,参与者也能受到仪式氛围的感染,产生直接的身心感受。仪式氛围满足了学生在仪式中的感官需要,定量分析表明现场氛围是对仪式满意度最有影响力的一组因素。

三种活动氛围的理想程度与仪式的总体满意度均有非常强烈正相关性,即仪式感、神圣感、参与感越理想,学生对仪式的总体满意度就越高。

具体来说,获得好的仪式感(包括"理想"和"非常理想")会带来 84.76% 的高满意度(包括"满意"和"非常满意");反之,没有获得好的仪式感(包括"一般""不理想"和"非常不理想"三种情况),满意度只有 24.51%。类似的,好的神圣感带来了83.5% 的高满意度,反之,满意度只有 30.38%;好的参与感带来高达 84.91% 的满意度,反之,满意度只有 29.5%。

(二)仪式唤起的正向情感

1. 正向情感的整体性　医学教育中仪式所唤起的正向情感和信念可以分为职业认同感、职业归属感、职业热爱感和职业荣誉感:职业认同感在这里指的是学生认识、认可和拥护医学及自己所学专业的价值;职业归属感是指学生感受到自己成为医学职业群体的一分子,并感受到被群体接纳,与群体之间建立牢靠的情感连结;职业热爱感是指仪式让医学生从内心产生一种对医学事业和医生职业的深刻理解和内在需要,愿意为自己的职业付出和投入;职业荣誉感是指医学生对医学职业的社会价值和道德性质做出自我肯定、积极评价。

如图 6-8 所示，若将选择"强烈"与"非常强烈"的学生归类为正向情感的唤起程度较高，那么仪式中超过七成的学生这四种正向情感的唤起程度均较高。四种正向情感的唤起程度，两两均具有较强的正相关性，可以理解为这四种情感的唤起互为因果、相互加强、相互促进，形成了不可分割的整体。因此，这四种正面情感常常同时被唤起，而且唤起强度趋于一致。

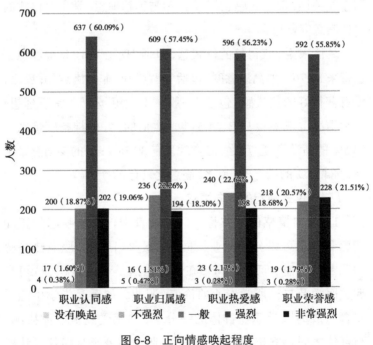

图 6-8　正向情感唤起程度

2. **正向情感唤起程度与满意度正相关** 我们发现四种正向情感的唤起程度分别与仪式总体满意度之间具有较强的正相关性,相关系数分别为 0.516、0.510、0.499 和 0.499,也就是说学生的正向情感被唤起的强烈程度越高,对仪式的总体满意程度越高。

3. **越长大越冷漠?** 年级和四种正向情感被唤起的强烈程度之间均有一定负相关关系,关联系数分别 −0.063、−0.089、−0.092 和 −0.074。也就是说,随着年级升高,学生正向情感唤起的强烈程度有明确的小幅下降。这也印证了以往研究中的发现:随着年级升高医学生的职业精神有减弱趋势。导致这种趋势的主要原因是临床现实中的负面环境因素。随着年级升高,医学生接触临床的广度和深度都在增加,"做中学"所带来的知识、技能和情感的变化要比仪式中的教育更加深刻和有用。这个过程中不良医患关系、媒体报道、社会偏见等存在于临床现实中的负面环境因素会"调整"在低年级阶段形成的相对纯粹而强烈的职业情感,可能导致职业情感的淡化以及职业情感感受力钝化。

值得庆幸的是,高年级经历对于职业情感的"调整"幅度小,不足以造成扭转性的改变,但这再次提示我们在仪式教育中年级差异不容忽视。

(三)其他影响因素

还有一些因素与学生对仪式教育的满意度呈现弱相关关系,包括对仪式的了解程度、重要性认知和参与意愿。

比如,学生们参与前对仪式的了解程度与满意度呈正相关,相关系数为 0.083,这提示了通过仪式前期的宣传教育加深学生对仪式的理解有助于提高满意度。

　　另外，对仪式的重要性认知和参与仪式的主观意愿也与仪式满意程度有一定的正相关关系，相关系数分别为 0.322 和 0.334，不过两组关系的因果方向不明晰，不确定它们与满意度之间究竟是谁影响了谁，或是存在双向影响。

（高一飞　吴佳荃）

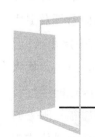

第七章 医学教育仪式存在的问题

从医学教育仪式的现状和规律中,我们可以看到目前医学生仪式教育存在的主要问题、问题之间的联系,以及形成这些问题的深层原因。

一、现有医学教育仪式存在的问题

(一)覆盖不均衡、不全面

现有医学教育仪式覆盖不均衡、不全面主要表现在三个方面:

第一,部分医药相关专业学生的教学安排中并未纳入医学教育仪式。大部分高校临床药学、药学、中药学、康复治疗学、社会医学与卫生事业管理等医药相关专业的学生还没有被现有的主要医学教育仪式覆盖。

但这些医药相关专业的学生们客观上需要,并且主观上想要接受医学教育仪式的覆盖。客观上,这些专业的学生将在毕业后从事与卫生行业相关的工作,比如,临床药学专业的学生毕业后将参与临床用药、药事管理、药学技术、医院药品供应等工作;药学、中药学的学生毕业后将参与新药研发、药物制剂、药物质检、药品生产与营销等工作;康复治疗学的学生毕业后将参与医院康复科、疗养院、养老院、社区医疗中心或其他健康保健机构的康复与预防等工作；社会医学与卫生事业管理专业的学生毕业后将参与高等医学教育管理、医学科研管理及卫生事业管理等工作。他们的工作虽然离临床环境有一定距离，但是对医学服务有着不容忽视的基础性、辅助性功能，是"以病人为中心"的医疗服务中不可缺失的环节，在现代医疗的运行和发展中发挥着非常重要的作用，肩负着为人类健康福祉服务的使命。因此，这些非临床医学专业的医学生也需要通过仪式去认知、明确和铭记自己"健康所系、性命相托"的职业属性，才有利于医疗行业整体氛围的改善和良性发展。主观上，受访的非临床类的医药相关专业学生中，84.29%认为仪式对他们"重要"或者"非常重要"。这可能是因为，他们在学习"人体解剖学""生理学""基础医学概论""临床医学概论"等医药相关专业基础必修课的过程中同样开启了对人体生命的探索之旅，并意识到，对他们未来的职业而言，只学习人体生命相关的知识远远不够，还需要有职业归属感、认同感、热爱感、责任感、荣誉感的支撑。

医学教育仪式对专业覆盖不均衡，不利于医学相关专业学生整体的职业道德与职业素养的养成，不利于卫生行业的整体健康运行和发展，不利于医学人文精神进入卫生行业的各个环节、方方面面之中。

第二，仪式的设计和组织没有均衡考虑各专业特点。"标准化"的仪式内容常常忽略了医学生群体的多样性。如果组织过程不能有针对性地考虑参与者的专业特点，容易使学生感觉不被重视，折损他们对本专业的认同感、归属感。设计和考虑上的不均衡，可能让原本神圣庄严的仪式变得"违和"，仪式效果可能会大打折扣，甚至起到反效果。这类情况在现实中并不少见。

第三，仪式的实际参与和认知效果的不均衡。一些在教学安排中被仪式教育覆盖的学生没有对仪式产生应有的认知效果，参与过仪式的学生甚至不认为自己参与过。究其原因，其一可能是有些仪式未能真正做到学生"全员参与"，部分学生代表全体参与了仪式。比如，我们从临床医学专业某硕士研究生处了解到有些仪式活动"不是每个人都能参加，只有 1/3 的名额，让大家报名……"；另一原因可能是参与了仪式的学生产生了认知错位，比如，忘记自己曾经参与过仪式，或者认为自己参与的活动不是仪式。前一种情况，表明了仪式实际没有达到全员覆盖，后一种情况表明至少有一部分参与过仪式的学生没有对仪式形成清晰的认知，也就是说仪式所产生的认知效果是不均衡的。总之，医学教育仪式还未真正做到学生全员参与、全员认知。

（二）流于形式

仪式的内核是其所传递的精神和象征意义，在仪式教育中，组织者和参与者充分重视和理解仪式的内核，是仪式发挥作用的基本条件。如果抽离了这个内核，仪式教育就容易变味，成为刻板和繁琐的固定程序，流于形式主义，不但发挥不了积极的育人作用，可能还会招人反感。

医学教育仪式的组织者和参与者双方都存在没有抓住或者偏离了仪式内核的情况。一部分参与者并不理解仪式的意义，感受不到仪式带来的精神力量，没有真正认同医学教育中的仪式。同时，也有研究发现，部分仪式教育的组织者以仪式为宣传手段，关注排场及宣传效应；部分组织者把仪式当作例行公事,在组织活动时未能充分考虑学生的感受。如果没有明确的目标定位,没有合理的组织安排,会让仪式浮于表面、陷入形式主义,使得仪式内容空洞,停留在说教层面,不能让参与者产生情感上的共鸣,最终仪式必然收效甚微,无法真正发挥育人功能。

组织方"走过场"和参与者扮演"牵线木偶"的现象其实是相关联的,二者之间相互作用和影响,造成了医学教育仪式流于形式。

(三)平时缺乏情感积累

仪式教育出现问题的原因有时还在于组织者错误理解了仪式教育的意义。仪式对于教育非常重要,但是教育不等于仪式,仪式不是万灵药。仪式教育在激发正面情感、渡过难关、衔接不同阶段、强化凝聚力、形成身份认同等方面有着"画龙点睛"的效果。但是,首先要有"龙","点睛"才有意义。期待仅通过一次仪式教育产生奇效是不正确和不现实的。

仪式的作用在于提炼、集中再现、升华日常积累的情感和感受,而不能无中生有。如果缺乏日常的情感积累,仪式就很难发挥作用,甚至会被误解为煽情、作秀和虚伪之举,让人喜爱不起来。

因此,成功的仪式教育需要有日常的点滴积累,为情感聚集、提炼和升华提供足够的素材,这些素材就是学生在日常的所见、所感中亲身体验到的文化、风气、氛围和关系。

(四)不重视效果的可持续性

仪式中的象征符号、身体操演和不断重复的综合性实践记忆是文化传承、播布的必要载体。通过"在场"和"沉浸",仪式参与者在仪式氛围的感染和浸润下,将仪式所要传达的精神内化于心,这种精神力量能长时间作用于人的思想和行为。随着时间推移,仪式所产生的效果和作用会受环境因素影响,或被加强,或被减弱。因此,仪式虽然是短暂的,但它的效果是有望持续发挥作用的。可是大部分组织者没能有意识地维持和延续仪式效果,并没有充分利用和挖掘仪式的功能。主要表现在以下三个方面:

第一,没有注意延伸符号的功能。符号是具有象征意义的事物,在仪式中具有重要功能,仪式结束之后,这些具象的、物化的符号却可以留下来,时刻提醒人们仪式中激动人心的时刻,像是打开回忆的"开关"。每当看到、听到这些符号,仪式的亲历者心中都会启动一场小型的回放,也会概略地回忆起仪式所激发的情感和感受。但遗憾的是,大部分的符号仅限在仪式中设置,日常生活中很少出现。专门为仪式教育所搭建的象征符号往往是"一次性"使用之后就被拆除、丢弃,不再使用。

第二,不注意记录,不注重使用记录。活动记录在高校中常常和活动评价相联系,因此,在很多时候记录仅仅变成了证明某事件"发生过"的证据,在记录时只注意其作为证明的功能,忽略了记录也具有纪实、再现和传播的功能,导致很多记录仅作为存档资料,不再被回放和传播。从某个角度来说,这样做是放弃了仪式效果在空间和时间上扩大传播的可能性。这与新时代多元的记录手段、多样的传播渠道以及人们剧增的信息需求不相适应。

第三,不注意支持性氛围的营造。由于缺少支持性氛围,一旦脱离了仪式情境,不少仪式教育的效果会随着时间的推移快速衰减,沦为可有可无的点缀。2020年,中山大学对我国13所知名高校的学生进行了调查,发现仪式对提升医学毕业生医学人文精神确实有积极效果,参加过"重温医学生誓言"环节的医学生,相比未参加过的医学生,被更强烈地激发了对医学的热情与激情;但同时发现,医学院组织相关医学人文讲座较少,仪式教育较少,校园文化氛围建设存在不足是普遍情况,仪式效果的可持续性堪忧。

(五)形式单一

我国现阶段的医学生仪式教育的面貌呈现了"千校一面"的高度"单一性",主要原因是各个院校间的仪式教育在内容、方式上简单移植,相互模仿,忽略了仪式在时代、校园文化、专业方面的"特殊性"。形式单一的医学生仪式教育也往往事倍功半,效果差强人意。

1. **宏观层面** 很多学校的医学生仪式教育强调了职业精神却缺乏与民族文化、时代精神的连接。医学生亘古不变的职业属性是治病救人,但人们对"医学""病"和"人"的理解是随着时空转化而变化的。源于文化传统的仪式也需要融入新的、具体的时代特征和民族特性,才能真正与现实接轨,适应特定时空中参与者的精神需求。然而,目前的很多仪式还没有注意将生物医学模式向生物-心理-社会医学模式转变的学科特征,经济转型期的医患关系特征,医疗、教育改革的新趋势等重要时代性特征整合到医学生的仪式教育中去。

2. **中观层面** 医学教育仪式缺乏与院校、组织自身文化精神的紧密结合。医学院的学习生涯,不仅能给医学生打上职业精神的烙印,还会在他们身上留下学校文化的烙印,这些烙印的影响更加广泛和深远,对于医学生以后一生的求学、立业、为人、处事都是重要的精神能量。如果能把职业精神与大学精神的培育在仪式教育中结合在一起,职业精神就能在更具体的校园文化土壤中扎根,二者也能相互加强和补充,发挥更全面和深远的育人作用。但目前很多医学教育仪式是在课程和学院层面开展,与校园文化、大学精神的结合不明显,极少有院校因地制宜地设计、实施具有本校文化特色的医学教育仪式。

3. **微观层面**　当前的仪式教育极少考虑学生的具体情况差异,如个人信仰、专业方向、民族等。仪式所产生的精神力量要通过有效"注入"和"融入"参与者的精神世界才能真正发挥作用,就像养分需要经历吸收和消化才能真正产生能量一样。把医学生看作千人一面的同质参与者,也许会便于仪式教育的组织,但忽略了沟通学生心灵世界的很多有效渠道。单一和同质化的仪式教育,让有着不同宗教信仰、民族文化、专业方向的学生不容易从自身的文化背景出发与仪式产生具体连接,导致对仪式参与感不足,认同感也会有较大差异,不利于仪式养分的吸收和消化。遗憾的是,目前大部分的医学生仪式教育是以学院、学科为主导,流行大排场、大制作、大场景的形式化和正式化习气,追求程式化、标准化的流程,缺少以学生为中心的、创新的、多样化的形式,甚至形成仪式与学生相互"漠视"的可悲局面。

(六)在平衡干系人多重需求中迷失了焦点

医学生仪式教育是涉及多种干系人群体的活动,除了活动的组织者外,常见的主要干系人有学生、教师、基层实施者(学院辅导员、学生工作部)、学校领导(管理者)、媒体、社会大众等。这些主要干系人都受到医学生仪式教育不同形式和程度的影响,也和活动的组织者产生不同形式的联系,他们在仪式教育中又有各自不同的需求,这些需求有时甚至是冲突的。

组织者在组织仪式教育时需要处理与这些干系人的关系,其中最重要的一项工作就是平衡和满足各方需求。如果没有坚守与贯彻仪式教育的初衷和意义,组织工作很可能会因此迷失方向,忽略了最核心的干系人——学生的需求。

二、未来医学教育仪式改进的方向

(一)以学生为中心来设计仪式流程和内容

调研显示,无论是否亲身经历过医学教育仪式,大部分学生对医学教育仪式的态度都比较积极。认同仪式的重要性与必要性,并且很愿意参与仪式,在学生群体中基本已经达成共识。这种共识与需求为开展仪式教育奠定了良好基础,因为对于医学教育仪式来说,学生是仪式活动中最重要的干系人,他们的态度与意愿会直接影响到仪式的举办效果。仪式的根本目的是满足学生的精神需求、达成医学人文教育的效果,如果活动组织方在平衡各个干系人群体的需求时忽略了学生,那就有违医学教育仪式的初衷。因此,以学生为中心来设计仪式教育的流程和内容才是正确的出发点。

首先,医学生仪式教育的覆盖广度和适切度有待进一步加强。应该进一步扩大医学教育仪式对医学生的覆盖范围,不应该只局限于临床相关的医学专业。仪式组织者在设计仪式流程的时候,须充分考虑到医学生群体构成的多样性以及不同专业的个性化特点,对仪式的内容和细节进行相应调整。

其次,仪式组织者应以身作则,以真诚、认真、积极的态度对待学生。在仪式教育中,活动组织方处于主动发起仪式的位置,学生相对而言处于被动参与的位置。作为主动一方,活动组织方起着非常重要的引导作用,组织方的态度会影响和带动学生们的态度。学生们希望自己可以从仪式中获得身份的认同，希望从仪式中获得精神力量与支撑，也希望在仪式中获得尊重。如果学生觉察到仪式是"形式化"的，他们便会觉得自己被敷衍、不被重视、不被尊重，仪式本该带来的仪式感、神圣感会被失望的情感取代，仪式的效果也将会消失殆尽。

此外，可以通过在现场视听效果上多下功夫，有效提升学生满意度，达成医学教育仪式效果。仪式氛围是影响仪式满意度的决定性因素，现场视听效果又与仪式活动氛围直接挂钩。现场视听效果越好，越能创造出好的氛围。营造好仪式感、神圣感、参与感，能帮助学生们在这个氛围空间中将个人与集体联结到一起，将自己与医学先驱或学校医院的前辈老师们联结到一起，这些个人层面与集体层面的良好联结是学生们对医生身份认同的基础，能帮助医学生更加明晰自己的角色定位与角色职责。

（二）有"前"有"后"

提升和延续仪式教育的效果，要做到有"前"也有"后"。

首先，在举办仪式之前，组织方应该多花心思去考虑以下问题：哪些信息最能够帮助学生在医学教育仪式中获益？学生们希望提前了解仪式的哪些信息？教育者希望学生们提前了解仪式的哪些信息？如何引起学生们的兴趣，提高他们自主学习仪式相关信息的动力？如何提高学生的仪式参与度和投入度？通过丰富宣传方式和内容，吸引学生的注意力，使宣传效果最大化，为学生参与仪式做好认知准备。

其次，仪式活动需要充裕的时间，节奏安排要避免匆忙和过于紧凑。无论是氛围渲染、情绪调动还是情感唤起，都需要有一个循序渐进的过程。如果仪式活动匆匆忙忙敷衍了事，学生们的体验会大受影响,更难以产生和维持好的仪式效果。在仪式活动结束之后,应注意通过收集学生们真实的反馈与建议,发现仪式过程的问题,从而查漏补缺、扬长避短,对仪式的内容与形式进行调整。

再有,仅凭单次仪式要产生持久的效果并不现实。随着时间流逝,人的记忆会无法避免地慢慢变得模糊,单次仪式的效果也有慢慢减弱的趋势。仪式的特点是需要周期性地重复,比如,在各种具有特殊意义的时间点举办仪式,不仅有利于重温曾经触发的正向情感,让医学人文精神在重复中得到内化,还有利于帮助医学生顺利度过各个阶段的身份转型期。但需要注意的是,仪式也不可举办得太过频繁,否则学生们容易失去新鲜感与敏感性,因次数过多而产生厌倦,反而让仪式成为一种负担。

(三)提高学生参与感,创新仪式形式与内容

尝试多设计一些与学生的互动环节,或者让学生参与到整个仪式活动的设计和执行中,能有效提高学生参与度。互动环节能调动学生们的自主性和能动性,参与设计仪式活动则能进一步发挥出学生的创造性,也有益于提高学生对仪式的关注度和支持度,让参与仪式从"完成一个任务"转变为"创造自己的经历"。组织者可以考虑在医学生各阶段的仪式教育中,有计划、有步骤地提升学生的参与度,让他们从普通的参与者转变为仪式策划者、经验分享者,让医学人文精神在循序渐进的仪式教育中逐渐内化,从而达到持久的德育效果。

处于网络时代和信息爆炸环境中的学生,对创意和新鲜感的要求很高,要打动他们、吸引他们需要更多的创新意识、技能和努力。一方面,仪式的组织者要真正认同和重视仪式教育

的意义，才能有创新、求变的意识和意愿；另一方面，组织者应该有意识积累公共关系、项目管理、传播学等方面的理论知识和实践经验，提升创新、创意的技能。另外，积极聆听学生的声音，让学生深度参与仪式的设计和组织也会促进仪式形式和内容的创新。学生最了解自己的需求和偏好，而且他们在主观上具有年轻人求新、求变的特点，能够更好地使用他们自己喜欢的、与时俱进的方式焕发仪式教育的新意。

（高一飞　吴佳荃　李泽峰）

第四部分　医学教育仪式的实践

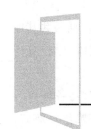

第八章　医学教育仪式的
"最佳实践"

一、医学教育仪式实践的要素

结合上述调研结果和分析,我们希望总结以往经验,向大家推荐和介绍一些主要医学生仪式教育中的"最佳实践",从实际操作的角度,以每种典型仪式为单位,带领大家一起来分析和感受医学教育中的仪式感。为了让这种实践经验的分析和分享更有条理、更方便理解,我们根据调研和文献梳理的结果,总结了一个框架,即按照核心意义、主要干系人及其需求、主干内容和创意选项、注意事项等几个方面来展开。首先,让我们一起来看看这个框架的结构和其中的核心概念吧!

(一)核心意义

在"核心意义"部分,我们将重温各项仪式教育的初衷,这样有助于从根本上理解和分辨仪式对医学生培养的意义,让仪式组织者和参与者们"站稳脚跟",避免对最初教育意义的偏离、曲解和忽略。

（二）主要干系人及其需求

"干系人（stakeholders）"也被称为利益相关群体，这个概念来自于社会科学领域的干系人理论，指的是与某一事件有关系的群体，他们的利益被这一事件正面地或者负面地影响着。医学生仪式教育的常见干系人群体包括组织者，比如教学管理部门、学生工作部门或医院有关部门；还有参与者，比如医学生、新晋医生、带教老师、医学教育者、医生前辈；还包括一些其他干系人群体，比如学院及医院（科室）领导以及媒体、学校宣传部门等。

在"主要干系人及其需求"部分，我们将分析与各种仪式有关的干系人群体的构成情况以及这些干系人的需求。然后，我们将干系人的需求分为根本需求、具体需求、附加需求和偏离需求，围绕仪式的核心意义明确干系人需求的主次和优先顺序。干系人分析能帮助我们更有针对性地根据主要干系人的根本需求来安排仪式活动，并且为仪式中可能出现的需求冲突准备好协调方案。

1. **根本需求**　根本需求是指干系人需要在这项教育仪式中实现的最根本、最重要的诉求。根本需求往往与仪式的核心意义密切相关，也是这个干系人群体与仪式的主要关系所在。

2. **具体需求**　具体需求是干系人根本需求在仪式中的分解和具体体现。比如在白袍授予仪式这样一项过渡仪式中，参与者的根本需求是做好准备完成从学校学习到临床实践的过渡，相应的具体需求具有承前启后的特点：一方面需要获得师长对其前一阶段学习经历的见证和认可；另一方面在情感和心理上为投入临床工作做好准备等。

3. **附加需求**　附加需求指的是干系人原有社会角色所固有的、与仪式有一定联系，但与仪式核心意义不直接相关的需求，通常可以通过完成仪式教育附带实现。比如，通过医学生仪式教育,医学院和大学可以附带地实现建设校园文化、提高学院(学校)知名度、向公众展示学院(学校)正面形象等公共关系需求。

4. 偏离需求 偏离需求通常是指干系人在日常角色中固有的,但是和仪式核心意义可能产生冲突的需求,这些需求常常使仪式的最终效果以及主要参与者的感受偏离预期。有时,如果处理不得当,很多附加需求就有可能转化为偏离需求。在本书中,我们只列举了调研发现的最容易导致仪式效果偏离的需求,并不能穷尽所有的偏离需求,也没有对偏离需求和附加需求做不必要的绝对区分。

(三)主干内容、创意选项、注意事项

这一部分的内容对仪式教育组织者具有很强的实践参考意义,同时也有助于医学生通过间接经验和理性分析认识医学教育中的仪式感。

在"主干内容"部分我们将列举各类仪式的主要传统内容、基本要素,也就是所谓一般情况下的"必选项"活动,这些活动可以勾勒出一场仪式教育具有的大概形式样貌,就好像一个基本模板,这是在仪式教育中发挥创造性的基础。其中列举的活动内容、时间安排和顺序是为了使仪式更加紧凑和有效的参考建议,绝不是固定的、不可更改的流程,组织者可以根据具体情况权变采纳。

在主干内容中镶嵌的"创意选项",是针对调研发现的现有问题所提出的创造性解决方案,属于"可选内容",是我们抛砖引玉的尝试。比如,有的创意选项会特别关注仪式效果的可延续性,并就此提出具有可操作性的建议。

"注意事项"部分会指出调研发现的仪式中容易引起不良效果、出现纰漏的关键点,并提供相应的解决方案或防患于未然的前瞻性建议。

二、白袍授予仪式

（一）核心意义——进入职业领域前的过渡仪式

白袍是医生的职业制服，更是一个特定的象征符号。白色象征圣洁、卫生、健康，是医学的国际行业规范颜色；白袍的款式借鉴西式正装和实验室制服，给人以专业、正式的感觉。白袍授予仪式（white coat ceremony，WCC），有时也简称白袍仪式或者授袍仪式，是医学教育中一种典型的过渡仪式，通常在医学生毕业、入职、进入实习阶段等节点举办，有情感教育、身份认同、文化传承三重教育意义。

1. **情感教育**　白袍授予仪式的情感教育意义以职业情感唤起为主，也会辅助性地涉及与职业情感有关的医患情感和师生情感。仪式通过为参与者营造特定的"境"，引发积极的情感体验、情感升华，激发医学生或新晋医生对职业的热爱感、认同感、归属感、荣誉感，培养他们对医学教育者的感恩意识，对病人的理解和关爱。

白袍作为一种代表职业身份的象征符号，对于新晋医生和即将进入临床阶段的医学生有着重要意义。在庄重的仪式中，由师长或前辈授予白袍，是一份令人难忘的认可和荣耀。白袍仪式提醒参与者，对得来不易的医者身份需珍视、热爱，在过去和未来的道路上同行和同道的支持也让他们感到对职业集体的归属。

同时，白袍仪式也是一个感恩的仪式，对于即将毕业、入职或者进入实习阶段的医学生，艰辛的医学专业教育和培训终于告一段落，马上要在临床中检验和实践自己的学习成果了。作为上一个阶段社会关系的回顾和总结，白袍仪式让医学生有机会正式地向传道、授业、解惑的恩师表达感激之情。

最后，作为对即将到来的新阶段最重要的情感教育，白袍仪式还涉及建立和培养医学生对病人的理解和关爱。白袍仪式之前是医学理论学习阶段,彼时医学生主要和同学、老师打交道;而仪式之后,他们将走进临床,直接面对病人,身份也将从医学学习者转变为医学实践者,医患情感将决定他们今后学习与实践中的情感基调。

2. **身份认同**　认同身份是履行职责的基础,通过白袍仪式凝聚和提炼之前分散在医学教育全程中与职业精神、身份、价值有关的内容,有助于他们在进入新阶段之前回顾和加深对自身的社会身份的认识,具有重要意义。比如,仪式过程中前辈的经历分享、祝福与寄望特别能引发参与者的认同感。医学生和新晋医生能在前辈身上看到自己未来的样子,从前辈的经验中看到自己未来要走的路,从中获得力量和感召,有助于他们更好地认识到自己的社会身份职责,树立正确的职业价值观,并认同社会对医者身份的要求和期望。

3. **文化传承**　白袍仪式会带领参与者重温医学发展历程,传承职业文化,回顾职业初心。通过宣誓、白袍加身等身体实践,参与者能亲身体验和参与历史,也将自身融入文化和历史的集体记忆。医学生不但能在集体层面感受到医学文化的不断前行和演变;也能在个体层面感受到自己的学习与实践正是在传承职业文化,未来他们还将是职业文化的创造者和传递者。

总之,为即将奔赴临床一线的医学生举行白袍授予仪式,是希望通过这样一种仪式,传递荣誉、赋予责任、促进医学生早日适应临床实践的要求;勉励他们珍惜荣誉、敢于担当、勤奋好学,在临床学习和工作中,保持高昂的斗志;坚持理想,坚定信念,在临床实践中熟练掌握基本技能,争取早日成为一名合格的医生。

（二）主要干系人及需求

白袍仪式的主要干系人通常有以下几类:

白袍仪式通常由医学院（为毕业生或即将进入临床实习的

学生)或者医院(为新晋医生)举办,具体的组织者可能是学校或者医院的教学管理部门、学生工作部门,他们也通常是仪式的主持人。作为组织者,他们的根本需求是实现仪式在情感教育、身份认同、文化传承方面的核心意义。具体来说,他们需要通过让各个主要干系人群体对仪式满意来实现仪式的核心意义。满足干系人与仪式有关的需求时,组织方需要根据仪式的核心意义来考虑各群体的重要性和优先顺序:首先需要优先考虑和满足的是仪式教育对象的需求,即新晋医生和即将开始临床工作的医学生对仪式的需求,其次是前辈医生的需求,再次是带教老师、单位领导、媒体和宣传部门的需求。另外,组织者们也经常有一些有可能通过仪式实现的,但是与仪式核心意义关联不密切的诉求,比如,与各个干系人群体建立和维系良好关系,通过成功举办仪式获得正面的工作评价等。

医学生和新晋医生是白袍仪式最主要的参与者也是仪式教育的对象,他们全程参与白袍仪式所有环节,或者说所有环节都围绕他们来组织开展。他们的根本需求是通过仪式完成进入临床实践前的心理准备和过渡。具体来说,他们一方面通过仪式纪念、总结和升华前一阶段的学习经历,并接受前辈认可;另一方面在仪式中聆听前辈的经验分享,储备积极情感,缓解紧张与焦虑,准备全身心投入临床工作。另外,他们也迫切需要在即将进入的新的工作和学习环境中展开社会交往,白袍仪式上,他们与新领导、新同事、新前辈共处同一场合,是建立新的社会关系的好机会。不过,对于不理解白袍仪式或是不认同这种仪式教育的学生,有可能仅仅把参加仪式当作完成学校或医院要求的任务,这样就无法实现仪式的核心意义。因此,组织方应该真正把参与者的需求放在首位,最好能让医学生和年轻医生参与到白袍仪式的设计中,一方面能够让他们更了解仪式的意义,更有可能对仪式产生支持、认同和主人翁意识;另一方面也能从他们那里学习更为医学生接受的方式、方法,改进仪式。

带教老师和医学教育者是医学生和新晋医生前一阶段学习经历的见证者、评价者和指导者,他们一路陪伴医学生和新晋医生渡过了艰辛的理论学习时光,是过渡仪式中发挥"承前"作用的代表。他们的根本需求是护送医学生进入临床实践阶段,把他们托付到临床前辈的手中,为上一阶段画下句点。通常在白袍仪式中,老师们会参与致辞或接受学生谢礼等环节:他们对参与者表达认可、寄望和祝福,作为送别赠予;同时,他们也接受医学生和新晋医生的感谢、感恩,作为临别纪念。这个仪式很可能是老师和医学生最后一次在正式场合的公开情感表达,如果能由参与仪式的医学生向老师发出邀请而不是以行政通知的方式,更能体现白袍仪式中的师生情感,也能避免教师以完成行政任务的态度来参加仪式。值得注意的是,在很多教学医院中,老师也同时是医学生或新晋医生的资深前辈,因此,教育者和前辈的角色合二为一,同时承担着仪式中"承前启后"的作用。

医生前辈是白袍仪式中另一方的重要参与者,承担过渡仪式中"启后"的重任。他们作为代表职业形象、传承职业精神的榜样,庄严地将白袍授予医学领域的新成员,语重心长地分享经验、鼓励后辈,欢迎其加入医者行列。同时,他们也通过白袍仪式回顾自己的从业生涯、重温职业初心。所以说,他们既是仪式教育的实施者,也是仪式教育的对象之一,但后一种身份容易被忽视。所以,在医生前辈所参与的经验分享环节,组织者应鼓励他们分享有真情实感的,和参与仪式的后辈下一阶段的经历最切近的亲身经历和故事,这样既能触动别人,也能感动分享者自己。这种真实的"参与"能满足他们在仪式教育中双重角色的需求,也避免了应付行政任务等偏离需求喧宾夺主。

医学院或者医院的行政领导和媒体也是活动的主要干系人,他们的情况详见表8-1。表8-1以教学型医院新晋医生白袍授予仪式为例,站在组织者的立场分析了这些主要干系人的特征、需求、重要性排序、参与环节以及对他们需求的响应。

（三）主干内容和创意选项

1. **热场**　一般仪式开场前15min为热场环节。仪式正式开始之前的氛围营造很重要,同时,也可以利用热场环节满足干系人的附加需求,提高干系人的参与积极性,一举多得。比如,播放校史、院史或者介绍医院情况的纪录短片,宣传组织文化和形象。再比如,有的医院事先录制了白袍仪式参与者的自我介绍和访谈短片,邀请新晋医生用60~90s介绍自己,除了自己的家乡、专科之外,还要说两个有关自己但无关专业的有趣特点,这样既展示了参与者的个人风采、多样性、个性,还能活跃现场气氛,让庄严、隆重的仪式更添温情,也鼓励新晋医生自我展示,为他们创造建立社交联系的条件。

2. **开场**　白袍仪式的组织方一般会邀请一位医院的资深成员担任仪式主持人,负责推进仪式流程。仪式由主持人开场,时间通常控制在5min左右,开场需要在短时间内使参与仪式的各干系人群体共同理解整个仪式的氛围、意义和程序,主要包含三层含义:

第一,对大家出席仪式表示欢迎,并简要介绍参与仪式的各主要干系人。

第二,向大家说明为什么举办白袍授予仪式,即这个过渡仪式在情感教育、身份认同、文化传承方面的初衷。帮助参与者对仪式的意义达成共识,明确各自的期待和需求。通过个人化的小故事或者亲身经历来展开说明,会比"说教式"的单纯说明更能引起情感共鸣。

表 8-1 白袍仪式主要干系人分析

主要干系人	特征和角色	需求	重要性排序	参与环节	需求响应
教学管理部门、学生工作部门或医院其他有关部门	组织者	1. 根本需求：实现仪式的核心意义 2. 具体需求：让各主要干系人满意 3. 附加需求：与各方建立和维系良好关系，获得正面评价	—	—	—
即将开始临床工作的医学生、新晋医生	仪式教育主要对象、参与者	1. 根本需求：完成进入临床实践前的心理准备和过渡 2. 具体需求：一方面纪念、总结和升华前一阶段的学习经历，并接受前辈认可；另一方面学习经验、储备积极情感，缓解紧张与焦虑，准备投入临床工作 3. 附加需求：社交需求 4. 偏离需求：完成学校或医院要求的任务	******	全程参与所有环节	邀请医学生和年轻医生参与仪式设计，将参与者的需求放在首位
带教老师、医学教育者	见证者、评价者、师者	1. 根本需求：将学生和新晋医生顺利送入下一阶段 2. 具体需求：对参与者表达认可、寄望与祝福；接受感谢 3. 偏离需求：完成行政任务	**	简洁致辞与接受感谢	注意老师承前启后的作用，在很多教学医院中，老师也同时是资深前辈
医生前辈	行为榜样、前辈	1. 核心需求：做好代表职业形象、传承职业精神的行为榜样；总结经验，重温职业初心	***	授白袍及分享	建议让其分享有真情实感的、和参与

续表

主要干系人	特征和角色	需求	重要性排序	参与环节	需求响应
		2. 具体需求：授予白袍，分享经验，鼓励后辈，表示欢迎 3. 附加需求：个人形象展示、强化职业归属感、社交需求 4. 偏离需求：完成行政任务		经验	者下一阶段的经历 最切近的亲身经历 和故事，触动别人 也感动自己
学院及医院（科室）领导	行政领导代表	1. 根本需求：代表行政权威表示对仪式参与者的重视和认可	**	讲话或致辞	领导参与环节可以 尽量设置得简短、有 力，避免喧宾夺主
		2. 具体需求：对仪式进行评价、寄望，并象征性地参与部分环节 3. 附加需求：展示机构正面形象 4. 偏离需求：获得尊重和权威感			
媒体、学校宣传部门	见证人、宣传者	1. 根本需求：捕捉和传播有影响力的事迹	**	观摩及报道	做好事前准备和现场 布置，全方位收集活 动资料提供给媒体， 并做好自媒体宣传
		2. 具体需求：获得丰富的资料和信息，高质量地报道仪式活动			

注：在重要性排序一栏中，"*"的数量表示该干系人的相对重要程度。

第三,对即将举行的白袍仪式的主要内容做简短的总括性介绍。让参与的各方明确自己的角色和作用,并且对流程有所期待并做好准备。

3. 前辈致辞及经验分享 前辈医生作为榜样和引路人,通常会在开场之后首先致辞点题,表达对职场新人的期望和指引。请医生前辈分享自己的亲身经验和真实故事,比起抽象地单纯抒情,更能达到情感教育的效果。这类分享可以有两个走向:年轻前辈(比如,2~3年资的住院医师)的分享因为年龄和处境相近,很容易引起新晋医生共鸣,也最为"有用",能切实为他们接下来将面对的临床工作提供指引;资深前辈的分享会更有深度和感召力,突显文化传承和职业价值传递的作用。

值得注意的是,无论选择哪种走向,或是两种走向混合,都需要强调经验分享的叙事性,因为真实的故事最能打动人、激发人。另外,还需要对主题进行相应划分,以达成仪式的核心意义,也满足新晋医生的根本需求。比如,某医疗机构的白袍授予仪式上,三位前辈故事分享的主题分别为"'医学'是特权也是谦卑"与"病人、家人和同事的关系""病人的谅解",内容涉及了医者身份认同、医者的社会关系、医患关系等,这些都是新晋医生在刚进入临床工作时最有可能遇到困惑的几个方面。

4. 送别学生及欢迎新晋医生 这个环节通常包含"送"和"迎"两层含义,体现了两个阶段的象征性衔接。一般在教育者和医院代表有可能同时到场的教学医院可以考虑设置这个环节,这对达成白袍仪式的"过渡"功能尤为有意义。环节通常分为两个部分:

(1)教育者送别学生:作为前一阶段的结束,以往亲身参与过新晋医生培养和教学的老师,回顾参与者的学习过程,再次强调医学教育希望传递给学生医学知识、技能和价值观，表达对学生即将开始的临床工作的祝福、寄望和感怀。

（2）医院领导欢迎学生：作为下一个阶段的开始，医院领导表达对新晋医生的欢迎，阐述医院的历史、文化和精神，以及医院为践行这些文化和精神所开展的具体工作，然后提出对新晋医生如何融入新环境的建议和期望。

如果教育者和医院方无法同时到场，可以围绕能到场的一方，选择"迎"或者"送"为主。有的医院还在这一环节中设置了相互赠予物质象征符号的活动，比如，新晋医生代表向老师献花以谢师恩，教师向学生送上写有寄语的卡片或者印有《希波克拉底誓言》的笔记本作为"出师"纪念，院长将院徽赠予新晋医生等。

5. 回顾白袍的历史　这个环节有知识性、回顾性和启发性，可以根据实际情况灵活采用微型专题讲座、放映宣传片、诗朗诵或者舞台剧等形式，通过介绍白袍的由来，回溯医学发展的各个阶段，带领学生思考和体悟白袍（医者身份）的终极意义。

比如，某医院规范化培训项目副主任在白袍授予仪式上讲了一段有关白袍（医学）发展的历史：

从经验医学时期，希波克拉底披在身上的白色宽外袍；到17世纪，循证医学发展过程中，兼顾理发师职能的外科医生身着的白围裙和内科医生的黑色带帽斗篷；再到18、19世纪生物科学发展过程中，白色实验室制服取代身着黑衣的医生形象；直到21世纪，白袍和它所象征的职业形象和意义……从白袍的演进史中，我们能体悟到医学既是科学也是艺术，医学的知识和技术将持续进展，但其服务于人类、救死扶伤的职业价值追求是亘古弥新、始终如一的。

6. 颁奖和表彰　白袍仪式中还可以设计环节表彰优秀年

轻住院医师或者对医学人才培养做出了杰出贡献的人,借助同伴教育和榜样的力量,达成仪式效果。

比如,有的医院会颁发一件"荣誉白袍",给当年度在非临床部门工作,但对医学生、年轻医生、医疗机构、病人做出了重要突出贡献的人,如基础医学教师、志愿社会工作者等,意在启发新晋医生思考,医生与护士、老师、病人、家属和其他服务人员的关系,在更广阔的社会关系网络中理解自己的职业。也有的医院会借此机会表彰一批杰出的低年资医师,为新晋医生树立实实在在的身边的榜样,通过榜样使仪式发挥更为持久和实际的影响力。

7. **授白袍**　这个环节是授白袍仪式的核心——师长或前辈向新晋医生授予白袍,寓意传承和延续。其中,授袍嘉宾的选择、新晋医生的列队、授袍嘉宾与新晋医生的互动都是仪式的重点内容,可以通过有意识地设计更加凸显传承和延续的意义。

以某医学院毕业生白袍授予仪式的设计为例:

新晋医生身着白衬衫和黑西裤,分批依次走向舞台中央,站成一排。身穿白袍的院领导和科室主任依次与医生们亲切握手,并亲手为医生穿上崭新的白袍,为其整理仪表、戴上校徽。医生们鞠躬致谢。礼毕,授袍嘉宾与医生一同合影留念。

为了强化和凸显白袍仪式对职业认同和职业精神传承的意义,不少学校和医院还在授袍之后加入宣誓环节。由一名授袍嘉宾带领新晋医生宣读《希波克拉誓言》或《医学生誓言》。此处可参照医学生宣誓仪式部分的内容,将其与白袍授予仪式进行整合。

8. **收尾**　主持人简短收尾,表达三层意思:第一,恭喜新晋医生进入职业生涯的新阶段;第二,欢迎新晋医生加入医院这个大家庭，期待未来与大家团结友爱、为共同的职业使命和价值并肩奋斗；第三，感谢组织者的辛劳和精心准备。

最后，主持人宣布白袍仪式圆满结束。

（四）注意事项及建议

根据仪式现场调研所得，我们识别出白袍仪式的一些关键点及注意事项，如能加以关注和相应改进，仪式能起到更好效果。

1. **丰富叙事环节**　调查发现大多数白袍授予仪式过程和内容单一、流于形式，让参与者感同身受的环节不多。我们建议可以适当丰富相应环节的内容创意，强化参与者体验。

比如，前文建议的前辈临床工作经验分享、白袍历史回顾。有的医院用短片和现场叙事结合的方式详细讲述医院最近的突破性临床实践进展（如，多科室联合协作完成高难度手术，填补技术空白，救治疑难病症的感人事迹），达到增强医院荣誉感和职业荣誉感的效果。还有医院尝试将病人叙事引入白袍仪式，让医学生在仪式上亲身感受医患的直接互动。与病人面对面的真挚情感表达，加强了在白袍授予仪式中容易被弱化的医患情感教育，让新晋医生对优良的医患关系典范有了最直观的感受和向往，从而坚定"从事如此崇高和光荣的职业，再怎么努力都不过分！"的决心。

真实的故事比空洞的口号更动人。叙事性的分享，一方面能为新晋医生提供具体实用的指引，另一方面也是激发和构建职业认同感、荣誉感、归属感的有效途径，有助于唤起学生们坚定投身和终身奉献于医学事业的热忱。

2. **增加同伴影响**　领导的重视、资深前辈的箴言、师长的教诲都对新晋医生有重要影响，但是同伴的影响更广泛、更亲切、更能深入人心。尤其前者容易因为重复频率高、形式陈旧单一、氛围严肃让仪式参者产生距离感，这时，同辈、同侪、同伴的话格外能引起共鸣和重视。

除了前文提到的,邀请师兄师姐或者年轻前辈分享个人经历与临床实习感悟外,还可以考虑加入新晋医生和年轻前辈互动提问等环节,为即将展开临床实践的学生们答疑解惑,缓解他们的紧张和焦虑感。

3. 用好象征符号 白袍是白袍授予仪式中重要的象征符号,但也是经常被忽略的符号。因为它是医生的工作制服,太常被使用,它承载的仪式感和庄严感常在日常中被逐渐磨灭。

通过白袍仪式,可以重塑和强化白袍的象征意义,这也会对白袍授予仪式本身产生积极影响。

(1)值得珍藏的象征符号:白袍授予仪式上授予的白袍是新晋医生的第一件正式的职业制服,这是个人生活和职业历程中里程碑式的标志,在某种程度上也是职业初心的象征,值得珍藏和纪念。如果白袍本身的物理特性也能让人珍爱、重视,就会对仪式效果产生加强作用。

因此,授予新晋医生的白袍值得精心准备。比如,有的医院为新晋医生特制了质地上乘的白袍,并特地印上医院标识和新晋医生的姓名。在增强职业认同感的基础上,更能唤起对医院、对学校的集体归属感。

(2)群体的象征:白袍作为一种职业象征,被集体呈现时会有更震撼人心的效果(图8-1)。因此,在白袍仪式中建议所有具有医者身份的参与者,包括医院领导、临床带教老师、前辈医生,都穿上白袍。新晋医生穿上白袍的那一刻所具有的"新成员加入集体、融入医学事业"的象征含义会更直观、更明显、更震撼。

(3)历程的象征:宏观上,白袍是医者精神的象征、医生职业的象征,也可以是医学发展历程的见证。中观和微观上,它也见证了医院的发展、医生的职业生涯,因此,可以重塑与白袍

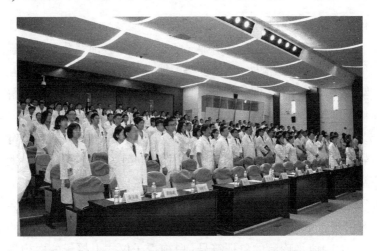

图 8-1 某医院住院医师规范化培训结业白袍授予仪式上
整齐划一的着装

相关的医院发展史、医师个人发展史。

比如,有的院史馆收集和陈列了医院从建院以来各个阶段的白袍,并把相关的资料与白袍授予仪式中院史介绍的环节相结合。或者在资深前辈经验分享时结合展示自己职业生涯各个阶段的白袍和从医经历、体验和感悟。

充分挖掘白袍对医学历史、医者职业、医院发展、医生个人职业生涯所具有的象征意义,有助于在仪式中更全面地达成情感教育、身份认同和文化传承的效果。

三、护士授帽仪式

(一)核心意义——向"白衣天使"的身份过渡

护士帽是护理职业的象征符号,代表着"燃烧自己,照亮他人"的护理职业精神,也被称为南丁格尔精神。戴上护士帽,意味着正式成为一名护士——光荣而神圣的"白衣天使"。因此,护士授帽仪式作为一种完成角色转变的重要时刻举办的过渡仪式,通常在护理专业学生毕业、成为护士时举办。为了结合节庆时机，很多学校和医院也选择在护士节之际，为护理专业毕业生或者医院的新晋护士举办护士授帽仪式，让这个仪式多了些节庆意味。一般来说，护士授帽仪式与白袍授予仪式相似，也包含情感教育、身份认同、文化传承三重核心意义，但是其中涉及的具体职业情感、职业身份内涵和职业文化有所不同。

1. **情感教育** 护士授帽仪式会营造特定的情境，唤起参与者对职业的热爱之情和甘于奉献之情，也会涉及对服务对象的关爱之情以及对师长的感恩之情。

护理职业的感情基调是人道主义的悲悯和慈爱，是服务、护佑和奉献。授帽仪式通过代表护理职业特征的象征符号将这种情感氛围营造起来，并通过前辈致辞、经验分享、授帽、宣誓等互动环节将护理职业的价值感、美感、神圣感传达给新晋护士，让人油然而生向往和热爱之情。仪式的宣誓和授帽环节中还潜在渗透了医护之情、护患之情，以及师徒传承之情。

2. **身份认同** 身份认同的转变是在新晋护士内心深处完成的。护士授帽仪式上，新晋护士们在全体参与者见证之下，接受师长的认可和祝福，前辈的接纳与引领，并且带上象征新身份的护士帽。所有环节都有助于他们带着积极的情感面对、接受和认同这种身份转变，从心里感觉自己已经是护理职业群体的一员，并以此为荣。

3. **文化传承** 护理职业中强烈的人文属性决定了它不仅需要坚实的知识技能支撑，更需要有深厚、丰富的职业文化积淀。南丁格尔是护理事业的创始人，也是护理文化的化身。她所象征的"用爱心、耐心、细心和责任心去好好对待、照顾每一位病人"的南丁格尔精神，在一代又一代护理人中传承。护士授帽仪式中充满了有声和无声的文化理念传递，南丁格尔画像默默象征着护理的文化，前辈的经验分享是在现实工作场景中护理文化的具象呈现,参与者齐声诵读的誓词是新晋护士继承和坚守护理文化的决心。

总的来说,护士授帽仪式是学生向专业护士身份的重要过渡,通过隆重的、有仪式感的授帽和宣誓,促进学生更好地理解、认同和传承护理职业救死扶伤、防病治病的人道主义职责,决心把真诚的爱心无私奉献给每一位病人,为预防疾病、保护生命、减轻痛苦和促进人类健康事业奉献青春与热血,完成内心深处的身份转变。

(二)主要干系人及需求

表 8-2 以毕业班护理专业学生举办的护士授帽仪式为例,站在组织者的立场分析了主要干系人的特征、需求、重要性排序、参与环节以及对他们需求的响应。由于护士授帽仪式与白袍授予仪式同属于以职业服饰为主要象征符号的过渡仪式,二者大部分的主要干系人群体和需求类似,这里就不再赘述。如果需要详细了解护士授帽仪式各主要干系人群体,可参考前文。

护士授帽仪式经常选在护士节举办,除了过渡仪式的性质以外,还具有节庆仪式的特点,是整个专业共同参与和庆祝的盛事。所以,护理专业低年级学生也是护士授帽仪式的主要干系人群体之一,他们在仪式中主要扮演观众的角色,全程观摩仪式,有时也参与一些辅助性环节,比如表演节目、献花等。他们与仪式相关的根本需求不是身份转变,而是通过提前感受授帽礼,在仪式中累积对专业、职业、学院、学校、同学和前辈的积极感受和情感。当然,也不排除一些护理新生并不理解授帽仪式的意义,以完成任务的应付心态来参加仪式。为了提升低年级学生的参与感和投入度,组织者也可以适当增加他们参与的环节,比如,由他们传递护士帽、承担礼仪工作、合唱背景音乐、表演与仪式有关的文艺节目等。

表 8-2 护士授帽仪式主要干系人分析

主要干系人	特征和角色	需求	重要性排序	参与环节	需求响应
教学管理部门或学生工作部门	组织者	1. 根本需求：实现仪式的核心意义 2. 具体需求：让各主要干系人满意 3. 附加需求：与各方建立和维系良好关系，求得正面评价	—	—	—
即将开始临床工作的护理学生	仪式教育主要对象	1. 根本需求：完成从学习到到临床实践的心理过渡 2. 具体需求：一方面纪念、总结和升华前一阶段的学习经历；另一方面面储备积极情感，做好准备投入下一阶段的实践工作 3. 附加需求：被尊重、被重视、被爱护 4. 偏离需求：应付完成学校任务	*****	全程参与所有环节	邀请上一届毕业生参与设计，把学生的需求放在首位
护理专业低年级学生	观摩和参与仪式	1. 根本需求：累积对专业、职业、学院、学校、同学和前辈的积极感受和情感 2. 具体需求：提前感受授帽礼 3. 偏离需求：应付完成学校任务	***	全程观摩	适当设计参与环节，如献花、合唱，提高低年级学生的参与感

续表

主要干系人	特征和角色	需求	重要性排序	参与环节	需求响应
护理前辈及专业教师	仪式教育中的行为榜样，职业精神传承者	1. 核心需求：代表职业形象，传承职业精神，寄望、祝贺和祝福毕业生 2. 具体需求：庄严授予护士帽，在积极感人的氛围中祝词 3. 附加需求：个人形象展示	*****	授帽及授词	授帽既要体现师道尊严和职业崇高感，也要注意师生之间的情感互动
学院及学校行政领导	学校行政的代表	1. 根本需求：代表学校表示对学院、专业、学生的重视 2. 具体需求：对仪式进行评价、寄望，并象征性地参与部分环节 3. 附加需求：展示学校正面形象 4. 偏离需求：获得尊重和权威感	**	讲话或献花	领导参与环节应设置得尽量简短、有力，避免喧宾夺主
媒体、学校宣传部门	见证人、宣传者	1. 根本需求：捕捉和传播有影响力的事迹 2. 具体需求：高质量的仪式活动、有丰富的资料和信息	**	观摩、报道	做好事前准备和现场布置，全方位收集活动资料，提供给媒体，并做好自媒体宣传

注：在重要性排序一栏中，"*"的数量表示该干系人的相对重要程度。

（三）主干内容和创意选项

1. **热场**　一般在仪式正式开始之前，参与者候场的时间和空间是不容忽视的"热身环节"。这一环节比较灵活，通常可以通过在会场播放相关音频、视频，提前让参与者进入仪式氛围、酝酿情感。比如，播放老师对即将毕业的护理学生的祝福；播放仪式参与者的访谈影片，学院和专业的介绍等；用激昂音乐热场，同时循环播放与授帽仪式相关的、能引起参与者关注的幻灯片。如果需要向前拓展仪式的影响力，还可以考虑在仪式举办日之前的一周举办系列热场活动。比如，在课间通过各类校园媒体展播与护理精神、护理工作有关的纪录片、公共教育短片和艺术作品等。形成更广泛的氛围，为授帽仪式铺垫情绪。

以某高校 2018 年护士节暨护士授帽仪式开场为例，学校以中华护理学会当年提出的"引领、奉献、为健康——护士的责任"为主题制作了热场的配乐幻灯，进行宣传播放，并配合播放来自南丁格尔奖获得者等专业楷模和资深护理人的致辞视频。

2. **开场**　仪式开场的主要内容通常包括主持人介绍嘉宾、领导讲话、嘉宾致辞等，这些活动奠定了仪式氛围的基础。为了更好地实现仪式的核心意义，主持人介绍嘉宾时可以突出学生、教师在仪式中的核心地位；行政领导通过庄重、真挚、简短的讲话，代表学校或学院表达重视与祝福；嘉宾现场致辞最好简洁，优先选择与学生有密切接触的、能唤起学生关注和同感的致辞者（如同学、老师），致辞内容需能情真意切地传递授帽仪式的核心意义，并带领同学们产生情感连接和记忆重现。

3. **授帽与宣誓**　这是授帽仪式的核心环节，一般包括三个主要部分：学生入场，在师长带领下面向南丁格尔像宣誓，师长为学生授护士帽。

通过象征符号叙事和抒情是授帽仪式必不可少的元素,是达成情感教育、身份认同、文化传承的重要手段。在这个环节的结构化安排中,需要重点插入一些带有感染力和审美价值的象征符号和故事,既要自然、不突兀,又要能起到画龙点睛的效果。

(1)学生穿着护士服、手举蜡烛:入场式的直观功能是让接受授帽的学生到场、就位,但这个过程也是可以在具体安排上被赋予象征意义的。比如,精心设计的入场式队形、服饰,场景中象征符号的布置等,会让观摩者、参与者都更投入、更有仪式感(图8-2)。

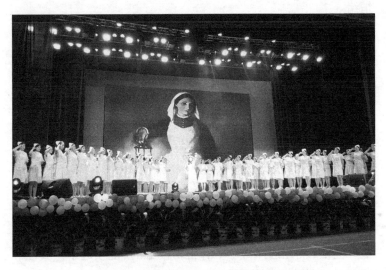

图8-2 某医科大学护士授帽仪式场景

某医科大学护士授帽仪式中,用舞台剧演绎护理专业的起源,作为入场式:

灯光暗,伴随着《平安夜》的温馨乐曲,背景大屏幕中显出一副巨型人像，面容慈爱但疲惫的南丁格尔头披白布，手提马灯，立于病榻前。一位身着白纱，头戴花环的少女，左手提马灯，右手将一本书抱于腰侧，缓步进入舞台，走到南丁格尔像前，左手高举马灯。待授帽的毕业生代表和各附属医院新晋护士代表从舞台两侧背手进入，挽着发髻，身着白色护士服、护士鞋，排列成内收外放的两条直线，单膝跪地，双手扶膝。队列内收一端聚焦于南丁格尔人像。身着白纱的少女提着灯巡视两列待授帽的学生。学生们的目光一直追随她手中的提灯，同时，两排双手捧着红烛的护士进入舞台，立于跪姿待授帽学生身后。

这个安排中启用了音乐作为象征符号，《平安夜》的选曲给人以安宁、祥和、博爱的感受，与护士职业抚慰人心的形象和气质暗合，从听觉感受上先带领参与者进入情境。

仪式中还用护理职业创始人——弗洛伦斯·南丁格尔的形象作为重点象征符号。她1860年在英国伦敦创办了世界上第一所正规护士学校。她的护士工作专著，成为医院管理、护士教育的经典基础教材。鉴于南丁格尔推动了世界各地护理工作和护士教育的发展，因此被誉为"近代护理创始人"。1912年，在国际护士理事会倡议下，世界各国医院和护士学校以弗洛伦斯·南丁格尔的生日5月12日作为国际护士节，以纪念这位护理学先驱、人类护理事业的创始人，这一天也是全世界护士的共同节日。南丁格尔人像既是护理职业形象的具体体现，也是职业精神的象征符号，引领大家回想起护理事业诞生的初衷——解救和抚慰那些陷于伤病的同类。

其他围绕这一主题的一系列象征符号的使用和设计也为仪式增色不少。比如：花环象征护理人在战乱和伤病中带来的希望和人性之美；马灯取材于南丁格尔的故事，象征护理初心；书本象征现代护理学作为一个学科已形成完整的知识和技能体系。初心和知识技能是护理专业毕业生的左膀右臂，也是护理专业教育传授给护理人的，用以服务于社会、奉献于人类的基本素质。

另外，参与者的服饰安排也充满象征意味。发髻、护士服、护士鞋是现代护理人的形象特征，也是职业身份的象征，穿上它们，代表毕业生已经做好准备成为一名真正的护理人，只差一顶代表师长最终认可和寄望的护士帽。

还有，内收型队列、单膝跪姿、目光聚焦和追随都是从身势语言上表达对职业精神象征符号的关注、强调和尊重，也提示和引导参与者进入仪式的下个环节。

最后，红烛与马灯交相辉映，象征着护理为伤病的黑暗之界带来光明之意，也暗含对护理新人寄予"燃烧自己，照亮他人"的崇高期许。

（2）师长为学生授帽："授帽"是整个仪式最具象征意味的环节，不仅仅是为新晋护士戴上护士帽那么简单，还需要考虑谁授帽、谁接受、怎样授／受（姿态和相对位置）、如何列队，以及场景、声、光设计等细节，以达到庄严、亲切、神圣和动人的仪式效果（图8-3）。

以某高校2018年护士授帽仪式为例：

两名带帽护士步入舞台前侧，各双手托着一个铺黄流苏、红丝绒垫布的托盘，上面盛着一叠崭新的护士帽。此时，画外音响起。

女声：素雅的白衣拥裹着高尚的情怀。

男声：别致的样貌凝聚着生命的重托。

女声：今天我们为护理学院2018届毕业生代表及各直属附属医院新入职护士代表，隆重地举行神圣而庄严的授帽仪式。即将走上工作岗位的每一名护生将正式成为一名白衣天使。

两位带帽护士行至舞台前侧，立定。授帽嘉宾由两位资深

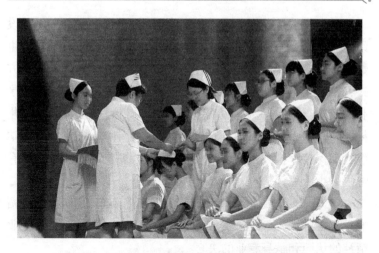

图8-3 某医学科大学护理学院护士授帽仪式上，
南丁格尔奖获得者为新晋护士戴帽

护士陪同，从舞台两侧上台。资深护士立于受帽者身后，授帽人立于受帽者身前，持托盘的护士立于授帽人身侧。受帽者低头，授帽人将护士帽轻轻放置在受帽者头顶，身后的资深护士用发卡从后面将护士帽固定在头发上，被授予护士帽的新护士，抬头维持跪姿。授帽嘉宾、托盘护士和资深护士跟随授帽进度，由舞台外侧向里侧沿着受帽者的列队缓缓移动，此时画外音响起。

男声：今日，前辈为你挽颜顶帽，实现你期盼已久的愿望。这深深的一跪，倾注了我们对护理事业的无限深情，这深深的一跪，表达了我们立志献身护理事业的决心。

女声：看着点燃的象征南丁格尔精神的红烛，让我们铭记南丁格尔的重托与激励，燃烧自己，照亮他人。

授帽完毕，两位授帽人与已戴帽的新晋护士合影留念。

授帽嘉宾的人选应以师长为主，老师亲自认可学生"学有所成"，亲手护送学生走上职业岗位，寓意职业精神传承。

护士帽的佩戴和固定需要一定时间，可以通过一些细节设计，让这个过程庄严、感人又不至冗长，比如，根据待授帽学生数量安排多位授帽嘉宾，事先设计好发卡和帽子的简洁固定方式，在授帽过程中播放音乐、画外音朗诵或者授帽师长提前录制的授帽祝福等音频。授帽方式最好能既体现师道尊严、文化传承，又体现对学生的尊重、关爱和祝福。比如，避免待授帽学生长期保持卑微或不舒服的姿势，师长授帽同时赠予学生写有寄语的小卡片等。

（3）宣誓：宣誓将授帽仪式的氛围推向高潮，刚戴上护士帽的学生在师长带领之下诵读《南丁格尔誓言》，表达对护理专业精神的认同和献身专业的决心。

领誓人通常会选择具有代表性的护理前辈，比如，先进工作者、有威望的专业教师、不同专业方向的前辈代表。《南丁格尔誓言》有多个中文翻译版本，本书前述的版本比较口语化、亲切、直白，有助于感情的抒发和表达。也有组织者喜欢选用文言风格的翻译版本，更加简练、庄重，同时暗示护理精神源远流长的厚重历史。

组织者也可以根据学校特色、学生特点，保留《南丁格尔誓言》的核心内容，变通表达形式，并进行内容扩充和改良，如图8-4及以下示例。

以某校2018年护士授帽仪式为例：

宣誓仪式开始，由领誓人带领所有参会的新晋护士共同宣誓。新晋护士起立，与手持红烛的护士前辈一道，举右手至与太阳穴同高，宣誓。

"我宣誓，当我步入神圣护理行列的时刻——谨庄严宣誓：我志愿献身护理事业，奉行人道主义精神，坚守救死扶伤的信念，履行'促进健康、预防疾病、恢复健康、减轻痛苦'的职责。

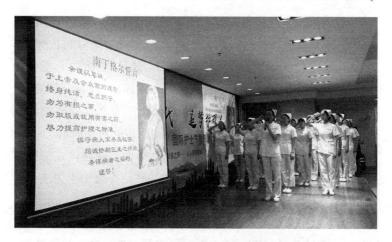

图8-4 某医院2018年护士节授帽仪式宣誓环节

我宣誓:遵守护士的职业道德规范,像南丁格尔那样,以自己的真心、爱心和责任心对待我所护理的每一位病人。

我宣誓:我将牢记今天的决心和誓言,热爱专业、勤勉好学、忠于职守、兢兢业业,接过前辈手中的蜡烛,将毕生精力奉献给护理事业。宣誓人×××。"

4. 收尾和延续效果 仪式的收尾最好能简短而隆重,可以把合影、师弟妹和亲友献花等具有欢聚和留念性质的内容作为最后环节,然后由主持人或画外音简短祝词并宣布仪式结束。

为了延长仪式教育效果,越来越多的组织者会考虑使用影像资料的再展示、象征符号的再利用等方式,让活动有余音绕梁之感,在空间和时间上拓展仪式的影响力。

比如,有的学校将护士授帽仪式拍摄并制作成精美视频短片,在附属医院候诊区域、开学礼、护士节、招生咨询等场合播放,让护理人员和护理专业学生在重要的工作、学习、生活场景中重温仪式带来的心灵补给。

有的护理学院将每届授帽仪式的毕业生合影陈列于学院走廊，创造了一种新的仪式感。走廊俨然变成一条时间长廊，每个从这里走过的学生——无论是"走出"还是"走入"，都能感受到职业精神的代代传承，感受到自己在集体中被珍视、被尊重。触景生情，观看者的集体荣誉感、凝聚力、专业认同感油然而生。同时，照片墙也是一种集体精神和面貌的对外展示。

还有的学校将南丁格尔像、马灯、蜡烛与授帽仪式的照片设置在专业授课教室中，以具象的物品时刻提醒学生关注和重温授帽仪式的初心和寓意。

（四）注意事项及建议

1. **巧妙选择时机**　护士授帽仪式可以选择在一些兼具"记忆点"或功能性的时间举办。一方面，可以考虑与护理专业精神有关的象征性节日，比如国际护士节；另一方面，也可以根据其"过渡仪式"的特点，设置在毕业典礼、实习开始、新护士入职等一个阶段结束或开始的节点。

2. **全员参加**　要切实让授帽仪式的根本意义得以实现，应尽量创造条件让所有毕业生或新晋护士都能参加授帽仪式，避免"代表制"。

为了"组织便利"，或是为了"减少领导授帽工作量"都不足以成为缩小仪式参与者范围的理由。授帽仪式的核心干系人是学生，终极目的是强化职业情感教育、身份认同和文化传承，这个核心意义应该优先于其他干系人的需求，切不能舍本逐末。"观看"与实际"参与"所能激发的感情和认知效果有巨大差异，回归初心、坚守目标人群根本需求的授帽仪式才能真正产生教育意义。

为了增加参与感，授帽仪式应尽量在比较开放和平等的场所举办，比如在教室、礼堂、操场。仅在舞台上举行的、少数人参与的授帽仪式会给人以"作秀"和"表演"的观感。除了目标对象（新晋护士、毕业生）全员参与外，还可以尽量让护理专业的所有学生参与进来,比如请低年级的学生充当助手,减少旁观感和抽离感。

3. **注重多样性** 需要注意的是,授帽仪式有需要坚守的传统价值和文化,但同时也要因应护理专业人才培养的一些重要发展趋势做出更新。比如,随着护理专业中特殊专业方向的增加和男性护理人员的增加,现在的授帽仪式正在逐渐淡化以女性为默认性别形象的传统,在宣誓和介绍时给予男性护理学生以专门关注,对于特殊专业方向,如,助产、老年护理等专业的学生,还可增加有专业方向特色的环节。

总之,需要根据学生的多样性,对特殊和少数人群有相应关照。

4. **协调好"授"与"受"的关系** 授帽人和受帽人都是仪式重要的参与者,他们的需求应该被同时考虑、相互协调才能有好的仪式效果。比如,在人数安排上,可以考虑增加授帽人数,将授帽人和受帽人的比例控制在1:5~1:3。授帽人首选新晋护士的直接前辈或者优秀护士代表,寓意对新护士的职业引领,同时也是为良好的职业人际关系和师承关系打下基础。另外,在授帽过程的细节上,可以考虑把学生接受护士帽的姿势从跪姿改为面向南丁格尔像的蹲姿,或者弯腰、低头的姿势更恰当,授帽人从其身后或者身侧别帽。尽量缩短时间,避免蹲姿持续时间过长。

5. **细节很重要** 在仪式中,细节有时对参与者的感受具有决定性作用,环节安排要始于初心、终于细节,一些直接影响信息传递、情感表达、感官体验的细节需要反复打磨。比如,致辞视频可以数量多但须内容简短,尽量邀请有影响力的专业人士和社会人士致辞;视频背景音乐在有人物声音时应适当弱化,不宜过于长时间播放激荡人心的音乐;现场致辞环节需要简短,致辞者除了学校领导外,更应该邀请与学生有直接接触的、能唤起学生关注和同感的致辞者(如同学、老师)。

6. **连接"仪式"与"日常"** 除了学习生涯中数年一次的授帽仪式外,也可以考虑将护士职业认同感的培养通过日常仪式落实到平时。例如,带教老师利用每周实践课对学生的仪容、着装进行检查和点评,指出不符合要求之处,通过规范仪容仪表的仪式感来加强学生对护士这一职业的认同感、归属感以及神圣的使命感。又如,有的学校尝试通过每学期一次的仪表之星、仪态之星、微笑之星评选,对符合职业精神的日常行为进行认可与鼓励,让学生以自信得体的姿态坚定地在护理学道路上走得更远更好。

仪式教育非一日之功,情感和价值观的形成需要在日常中潜移默化,这些日常活动都为授帽仪式做好了认知和情感素材积累,能为形成仪式效果做铺垫。

四、医学生宣誓

(一)核心意义——对职业的认同与坚守

医学生宣誓可能是医学教育中最常见的仪式或仪式教育环节之一,它的核心意义有情感教育、身份认同、文化传承三个方面。

宣誓是一种提振激情、表明决心的活动,着重体现了身份认同的意义。在热烈和庄严的氛围中,与同学们一起宣誓忠于守护人类健康的光荣职业使命,并与前辈和同辈一起高声诵读这一职业的责任、价值和崇高追求,能让医学生不由地对医者职业产生崇敬、热爱和归属之情。

另外,誓言中体现的医者对病人和人类的大爱,对师长、同事和自己的关爱,也是职业情感教育的内容。

最后,传承关系也能通过师长领誓、讲述誓词含义等具体环节的安排得以体现。

由于宣誓仪式简单、易组织,现场效果和视听效果好,常被作为嵌入式仪式,用在医学院校各类大型活动中。根据活动的具体情境不同,它的核心意义侧重也会略有不同。

(二)主要干系人及需求

医学生宣誓的干系人较为简单,但是由于它的"嵌入性"特征,不同情境中设置的宣誓仪式,干系人的角色、关系和需求也会比较灵活多变。比如,有的干系人会身兼数职或者参与环节会有所变化。不过,通常组织者、宣誓人、领誓人、致辞嘉宾、媒体组成了参与宣誓仪式的主要干系人群体(表8-3)。

医学生宣誓仪式一般由教学管理部门、学生工作部门举办,他们的根本需求就是实现宣誓仪式在情感教育、身份认同、文化传承方面的核心意义。在仪式中他们担任组织者和主持人的角色,需要把握现场节奏,照顾仪式其他主要干系人的需求。在满足干系人需求时,他们的重要性排序是宣誓人、领誓人和致辞嘉宾、见证者、宣传者。在仪式中,组织者的一些附带需求也能得到满足,比如与各方建立和维系良好关系,仪式组织工作获得正面评价等。

医学生是仪式的宣誓人,是最重要的干系人——通过诵读饱含医学职业价值观的誓言,宣誓忠于医学职业规范,他们的医者身份得到形成和巩固,坚定为医学事业投入和献身的信念,这是宣誓仪式的核心意义所在。在仪式中,医学生会通过誓言内容认识医者职业的内涵,集中感受职业荣誉感和归属感,这些都能帮助他们更好地理解专业的意义和目标,提振学习和工作热情。在仪式当中,医学生不仅仅是被动的接受教育者,也需要表达自己,在与其他干系人的互动中解除职业认同方面的困惑。所以,仪式的组织者最好能在仪式之前充分倾听和理解医学生的需求,在仪式中,把全面响应这些需求放在首位,围绕着宣誓人来设计仪式的内容和形式,让他们在仪式中获得更积极、更有参与感的体验。

表 8-3 医学生宣誓仪式主要干系人分析

主要干系人	特征和角色	需求	重要性排序	参与环节	需求响应
教务处、学生工作部门	组织者、主持人	1. 根本需求：实现仪式的核心意义 2. 具体需求：把握现场节奏，照顾各方干系人的需求 3. 附加需求：与各方建立和维系良好关系，获得正面评价	—	—	
医学生	宣誓人	1. 根本需求：形成和巩固身份认同，坚定为医学事业刻苦学习、努力奋斗的决心 2. 具体需求：认识医者职业的内涵；在集体中感受职业荣誉感和归属感；提振学习和工作热情 3. 附加需求：表达自己，解除职业认同方面的困惑 4. 偏离需求：完成学校要求的任务	******	全程参与	全面响应宣誓人的需求，并以此为中心设计仪式内容和形式
领导、师长、前辈	领誓人	1. 根本需求：传达和传承医者使命 2. 具体需求：准确、有激情地完成领读，并发挥行为榜样和示范作用	***	领读誓言	

续表

主要干系人	特征和角色	需求	重要性排序	参与环节	需求响应
		3. 附加需求：个人及组织形象展示 4. 偏离需求：完成行政任务			
	致辞嘉宾	1. 核心需求：帮助学生深度认识医者使命 2. 具体需求：结合亲身经历解读誓言，倡导学生们践行誓言 3. 附加需求：个人及组织形象展示 4. 偏离需求：获得尊重和权威感	***	解读誓言	建议其结合亲身经历解读誓言内容
媒体、学校宣传部门	见证人、宣传者	1. 根本需求：捕捉和传播有影响力的事迹 2. 具体需求：高质量的仪式活动，有丰富的资料和信息	**	观摩、报道	做好事前准备和现场布置，全方位收集活动资料提供给媒体，并做好自媒体宣传

注：在重要性排序一栏中，"*"的数量表示该干系人的相对重要程度。

领导、师长与前辈通常在仪式中担任着领誓人和致辞嘉宾的重要角色。领誓人通过准确、有激情的领读，发挥行为榜样和示范作用，传达和传承医者的使命。致辞嘉宾则以过来人的身份，用亲身经历帮助医学生解读誓言，倡导学生们践行誓言。对于师长和前辈而言，领誓和致辞也是一次个人及组织形象展示的机会，不过要避免喧宾夺主，不能模糊以宣誓人需求为中心的仪式的核心意义。

最后一类宣誓仪式的主要干系人是媒体和宣传部门。在公共关系意识越来越普及的今天，他们是仪式中常见的干系人。在大部分医学教育仪式中，他们作为见证人和宣传者经常出现，需求、参与环节和响应方式也类似，具体内容可以参见前述仪式。

（三）主干内容和创意选项

1. **举办时机**　医学生宣誓仪式具有很强的"嵌入性"特征，因为"小而灵活"，可以和各种大型活动相结合，在医学教育不同阶段的重要节点，如新生入学开学典礼、医师节、突发性事件后、白袍授予仪式、毕业典礼等时间点，都可以酌情开展具有相应侧重的宣誓仪式。

比如，有的医学院校在新生入学典礼中安排了医学生宣誓的环节，在新生心中种下职业认同的种子。这个时候的宣誓仪式氛围作用大于由衷的身份认同。新生宣誓也许"有口无心"，理解不够深刻，但是在集体的热烈氛围中油然而生的荣誉感、归属感会形成直观的、感性的心理"烙印"。在日后的学习中，誓词的字句会渐渐自见其义、发人深省、引人回味。

在医师节等重要庆典中加入宣誓，意在产生节日仪式和宣誓仪式相互加强的效果，让医学生在特殊的纪念日重温誓言、不忘初心，反复确认和巩固职业认同。

在一些医患冲突爆发或是医患关系危机事件之后，也出现过学生自发的或者学校组织的医学生宣誓仪式，为的是在面对困难、矛盾、冲突时，通过仪式帮助医学生应对由此产生的气馁、挫败、彷徨、怀疑等负面情绪，坚定职业决心、提振职业精神，继续前行。

白袍授予仪式、毕业典礼中设置的宣誓是为身份过渡仪式服务的：一方面，是提醒医学生，步入下一阶段也要坚守初心；另一方面，也是让学生从誓言和集体宣誓的氛围中汲取力量，以应对下一个阶段的紧张、未知和困难。

2. **致辞**　在正式宣誓之前，通常会安排"意义解读"的步骤，让参与者们能更深入地感受仪式的意义。这种解读通常是以主持人讲解、画外音释义或者领导致辞的方式呈现的。解读的具体形式可以灵活多变，主旨就是引领医学生理解宣誓行为的意义、誓词内容的含义，期望在宣誓人群体中达成对医学生和医生的责任、行为规范的基本共识及理解。

比如，有的致辞者从《希波克拉底誓言》的由来娓娓讲述在医学发展中医生责任的变化；有的致辞者从自己从医的亲身经历中提炼出对医学生誓言的感悟；有的致辞者从引发社会关注的医患时事联系到医学生的行为规范等。

3. **领誓人选择**　宣誓一般需要一名领誓人带领宣誓者，举起右手、握拳，逐字庄严宣读誓言。领誓人具有很强的象征意义，因此，人选值得仔细斟酌。一般来讲，有几种可选方案，如，学校（学院）领导、资深前辈、教师、师兄师姐等，这些选择都各有利弊。

选择行政领导作为领誓人能突出组织（医院、学校）对宣誓及宣誓人的重视。资深前辈作为领誓人，能凸显行为榜样和文化传承的作用，为医学生指明努力和前行的方向。教师作为领誓人，"教导"之意呼之欲出，代表了教师对学生的要求和寄望。师兄师姐作为领誓人给人亲切之感，他们是医学生身边的榜样,有利于在庄严的仪式氛围中实现同伴的积极影响。组织者可以根据具体情境的需要来选择领誓人。例如,在有些教学医院,院领导既是医生也是医学教育者,具有领导、前辈、教师的多重身份,他作为领誓人就能同时发挥权威认可、前辈榜样、教师寄望等多重作用。

4. **宣誓**　在领誓人的带领下,学生们将右拳举高至同侧太阳穴,庄严地许下神圣誓言,铿锵有力的宣誓声回荡会场。

为了宣誓有整齐、庄严的氛围,可以提前组织学生做好准备,记好誓词,适当排练。整齐划一的视觉效果能凸显宣誓仪式的集体氛围,宣誓人应列队整齐、着装统一。如果是嵌入白袍授予仪式的宣誓,那么宣誓人统一着白袍;如果是新生宣誓,可以事先统一着装。

医学生宣誓所用的誓词有几种选择,包括西方经典的《希波克拉底誓言》、我国颁布的《医学生誓言》、源自中医经典的《大医精诚》节选、校训等。这些誓词的共性在于,具有明确医学生和医生的社会责任、唤起职业认同的功能,除此之外它们也都有各自特点。组织者可以根据举办仪式的具体时机、场合选择一种合适的誓词,也可以在医学生漫长的学习历程中分阶段选择不同的誓词开展宣誓活动,不断加强对医者责任、品德、身份的认同。

(1)西方经典的《希波克拉底誓言》:希波克拉底是希腊乃至整个西方医学科学之父,《希波克拉底誓言》也成为医学生,尤其是生物医学、西医学生在宣誓仪式上最常用的誓词。《希波克拉底誓言》最早诞生于约公元前5世纪,距今2 400多年。随着时代的发展,它的内容也不断更新和修改。最著名的一次更新是第二次世界大战结束后,出于对战争期间残酷的人体医学实验的反思,世界医学会(WMA)颁布了有现代版《希波克拉底誓言》之称的《日内瓦宣言》。之后这一宣言又历经了8次修改,目前最新的版本见本书第四章。

（2）我国的《医学生誓言》：另一种我国医学院校经常选用的誓词是我国《医学生誓言》。1991年,中华人民共和国国家教育委员会(今中华人民共和国教育部)颁布了《医学生誓言》,这是目前所知的唯一由我国官方颁布实施的针对医学生的习医行为规范。这一誓词实际上吸收了《希波克拉底誓言》等医师誓词中的主要精神,又融入了中国医生应具有的爱国主义情怀。

其内容如下。

健康所系,性命相托。

当我步入神圣医学学府的时刻,谨庄严宣誓:

我志愿献身医学,热爱祖国,忠于人民,恪守医德,尊师守纪,刻苦钻研,孜孜不倦,精益求精,全面发展。

我决心竭尽全力除人类之病痛,助健康之完美,维护医术的圣洁和荣誉,救死扶伤,不辞艰辛,执着追求,为祖国医药卫生事业的发展和人类身心健康奋斗终生。

宣誓人 ×××

（3）中国古典的《大医精诚》：一些以中医教育和弘扬中国传统医德为特色的医学院校,也从中医经典中挖掘了适合医学生宣誓的誓词——《大医精诚》。《大医精诚》的核心内容与《希波克拉底誓言》《医学生誓言》相似,且凸显了中国的文化传统、文化特色和文化自信,只是需要格外注意确保学生在宣誓前理解文言文内容的含义。

《大医精诚》选自孙思邈所著《备急千金要方》第一卷,是中医学典籍中论述医德的一篇极为重要的文献。许多中医药学院在新生入学时,通过宣誓《大医精诚》正德行、明学志,作为中医德行教育之始,从心理上将医学从"谋生专业"升华为救人水火之志,将医学教育从普通的技术性教授中抽离出来,用一篇古文誓言，开启中医学生的求学之路，也为他们今后的个人发展指明大方向。

常被作为誓言诵读的《大医精诚》节选片段为：

凡大医治病，必当安神定志，无欲无求，先发大慈恻隐之心，誓愿普救含灵之苦。若有疾厄来求救者，不得问其贵贱贫富，长幼妍媸，怨亲善友，华夷愚智，普同一等，皆如至亲之想。亦不得瞻前顾后，自虑吉凶，护惜身命。见彼苦恼，若己有之，深心凄怆。勿避险巇、昼夜、寒暑、饥渴、疲劳，一心赴救，无作工夫形迹之心。如此可为苍生大医，反此则是含灵巨贼。

5. 礼毕　领誓人宣布："宣誓完成，礼毕！"

宣誓结束才是仪式效果真正开始发挥作用的起点，庄严、有氛围感的结束能让学生回味和常常忆起仪式。

建议可以物质象征的赠予为宣誓仪式画上句点，比如授予白袍、佩戴校徽等。让无形的誓言之力凝聚于具象的物质象征，时刻可见、可感。

（四）注意事项及建议

1. "解读"重于"诵读"　庄严诵读和宣誓，是以外在的语言表达内心的认同和坚定。但是如果没有真正理解，诵读就变成了有口无心的苦工，甚至变成虚伪、引人反感又不得不完成的任务。在某种程度上，正确"解读"誓词比形式上的"诵读"对医学生更有意义，应该将"解读"作为仪式设计的核心和基础。

因此，建议组织者在宣誓仪式之前，对誓词内容进行详细的解读，帮助医学生更好地理解当中蕴含的医德医风、中国传统文化、和谐医患关系以及医学传承和发展等核心思想。解读的形式可以灵活多样，建议选择贴合医学生信息接收偏好的方式进行。除了前面提到的宣誓仪式上的致辞之外，还可以在宣誓仪式之前开展相关前置活动,让誓词的精神感召提前"入耳入心"。

比如,利用讲座和新生第一课的形式,讲解校训、校史和《医学生誓言》。有的学校在校史馆长期设置《医学生誓言》的展区,将大学精神和医学精神结合在一起传达给学生。也可以借由医学纪录片和影视作品赏析,总结和辨析医者社会责任,讲解誓词。

2. **慎重对待"舞台效果"**　为了达到好的呈现效果,避免因人多造成组织混乱、场地拥挤,很多学校选择让一部分医学生代表走上舞台完成宣誓。可是这种"看上去很美"的方式是以牺牲了一次集体归属感唤起为代价的,如果使用不慎,容易被诟病为作秀和形式主义。

舞台能增加神圣感,有可控的灯光和音效,还能增加感染力和视觉效果。但是在仪式教育中全员参与的集体感更为重要。如果过分追求舞台效果,可能就舍本逐末,丢失了宣誓作为仪式教育应该追求的根本效果和意义。

因此,在参与人数较少的情况下,比如参与者为一个学院的硕士生和博士生等,可以采取全员上台的方式。但是,如果无法做到全员上台,宁可在能保证全员参与的开阔场地,如运动场、操场、广场,开展让所有目标对象都能参与的宣誓仪式。

3. **灵活使用"宣誓仪式"**　单纯的誓词诵读环节简单直接,也会给人单调之感。在内容和形式上进行丰富和创新很重要。

很多医学院校把医学生宣誓嵌入其他更大型(医师节庆典、开学典礼、毕业典礼等)的仪式中,作为一个重要环节。为了避免重复,可以依据具体的情境需求,灵活选择不同的誓词,如,开学典礼适合使用校训宣誓,国际医师节(3 月 30 日)可以选择《希波克拉底誓言》宣誓，中国医师节（8月19日）和毕业典礼适用中国本土的《医学生誓言》宣誓。

还有的学校创新开展线上医德医风和医师精神培养活动，专门设置了《希波克拉底誓言》等誓言文本的赏析板块，邀请医学生自主阅读、反馈个人感想，在线进行"签署宣誓"。

五、大体老师致敬仪式

"大体老师"是对供教学使用的遗体的尊称。医学院临床专业的学生们，在学习的过程中必须接受基础医学教育，人体解剖是其中最为重要的一部分。遗体捐赠者们无偿捐献的遗体，在过世8h内被急速冷冻到−30℃保存，教学使用时再复温到4℃，从而保证学生能在最接近生存状态的人体上进行学习和模拟手术训练。从这些遗体捐献者的躯体上，学生们不仅能掌握对人体的直观认识，还能感受救死扶伤的深刻内涵。这些遗体是医学生的第一名手术"病人"，也是医学生的老师，是医学生认识和学习人体结构的引路者，亦是医学生感知生命的领路人，他们的无私奉献深深地感动着一批又一批医学院校的学子，因此被尊称为"无语良师"或"大体老师"。许多医学院都在第一堂人体解剖课前组织集体默哀仪式，向大体老师致敬，作为医学生仪式教育的重要组成。

（一）核心意义——感知、感怀、感恩生命

致敬大体老师的仪式核心意义主要有情感教育和文化传承两个方面。

1. **情感教育**　医学的研究对象是人，实践对象也是人。一方面，医学生需要把人体作为客体，去研究和学习。另一方面，他们将抱着救死扶伤的职业责任，用所得知识去关怀和救治作为同类的活生生的人。因此，在面对大体老师时，医学生的情感是深沉而复杂的：实验室解剖台上的遗体曾是医学救治的对

象,现在成为了医学生学习、练习和研究的对象,医学生从他们身上获得的知识和技能将用于救治更多人。在学习解剖的过程中,医学生会深刻理解医学知识是关于人的知识,是来自人的知识,最终也是服务于人的知识。

所以,对于大体老师,医学生既有医患感情,又有师生感情,还有一种对于无私奉献者的感恩和崇敬之情。通过致敬仪式,教师可以带领医学生表达这些感情,并初次体味到医者对病人的爱,以及病人对医生的深情托付和信任。

2. **文化传承**　"以什么态度看待生命"决定了医者价值观的底色。这种态度和观念会在每一次学习、实验和练习中从老师和前辈身上习得,并累积起来。解剖课是医学生最早直面死亡、直面真实人体的学习机会,在心理上他们会遭遇到"文化震撼"——遗体在日常生活中总是充满禁忌、不可触碰、引发人们不可言说的复杂感情,而在解剖课程中需要用严肃、认真、客观的科学态度去进行观察、切割、研究。在这个"文化震撼"阶段,作为常人的朴素生死观和生命观会受到冲击和重塑,向医者的生死观、生命观转化。因此,在这个重要的时间点安排致敬大体老师的仪式,就是在为这种转变提供抚慰,并且给出明确的行为指导和示范,让处于"文化震撼"中的医学新生有所适从,感情得到指引和寄托。老师将医学研究者、实践者对待遗体和死亡的态度传递给学生,提醒他们时刻对生命保持好奇和求知欲,同时敬畏、尊重和感谢生命。

(二)主要干系人及需求

致敬大体老师的仪式通常在课堂或者解剖实验室开展,从仪式的时长、参与人数上看,都属于一种小型医学生仪式教育,干系人也相对简单,主要包括校方/学院/教研室、教师和学生(表8-4)。

表8-4　大体老师致敬仪式主要干系人分析

主要干系人	特征和角色	需求	重要性排序	参与环节	需求响应
学校/学院/教研室	倡导者、推动者	1. 根本需求：实现有利于合格医学人才培养的仪式教育 2. 具体需求：倡导和推动仪式有序开展 3. 附加要求：满足政策和社会要求	一	一	日常关注和鼓励坚持大体老师致敬仪式的教学团队，为教师制定操作指南和提供指导，要求教师以身作则
教学团队、教师	实施者、主持人	1. 根本需求：实现仪式在情感教育、文化传承方面的核心意义 2. 具体需求：端正学生学习态度；规范学生学习行为 3. 附加需求：在时间要求内完成课程中的其他教学任务	***	全程主持和带领	
医学生	参与者、仪式教育对象	1. 根本需求：开始形成医学生对待病人、生命的基本价值观和态度 2. 具体需求：学习对待大体老师的态度和行为规范 3. 附加需求：克服心理障碍	*****	全程参与	全面响应医学生需求，并以此为中心设计仪式内容和形式

注：在重要性排序一栏中，"*"的数量表示该干系人的相对重要程度。

与前述其他仪式不同的是,在致敬大体老师的仪式中,学校、学院和教研室不再是仪式现场的组织者和主持人,而是支持仪式长期在解剖课堂举办的倡导者、推动者。因此,他们的工作应该是在仪式之前和之外响应教学团队、老师以及医学生的各种需求,成为幕后的"组织者"。比如,日常关注和鼓励坚持开展大体老师致敬仪式的教学团队,为教师制定操作指南、提供指导,倡导和要求教师以身作则等。

教学团队和教师是致敬大体老师仪式的实施者、主持人,他们以师者和前辈身份带领学生完成仪式,向学生示范对待生命和大体老师应有的医学态度和行为准则。他们通过言行传递仪式的核心意义,起到端正学生学习态度,规范学生学习行为的作用。学校、学院的日常关注和鼓励,现实可行的仪式操作指南和指导,有助于他们在紧凑的教学实践中更好地实施和坚持致敬仪式。另外,需要倡导教师在解剖课的教学和操作实践中遵守伦理规范,对学生言传身教,用日常行动践行对大体老师的尊敬和爱护。毕竟,仪式只是个短暂的开端,课程中的耳濡目染才是情感教育与文化传承深入人心的日常过程。

医学生是致敬仪式的主要参与者和仪式教育的对象。学校和学院应该充分认识到在致敬大体老师仪式中学生的多种需求,如树立医者生命观、心理慰藉等,倡导和建议老师们围绕这些需求来设计仪式内容和形式,让小仪式起大作用。

（三）主干内容和创意选项

1. **教师讲解** 仪式的意义是需要人为建构、赋予和传递的。在致敬大体老师仪式中,授课老师需要首先带领同学们解读仪式意义,通常包括以下几个方面的内容:

（1）解剖课程及大体老师对医学的意义:所谓因知而治,为了实现对同类的有效救治,医学生需要认真、细致地了解人体的真实构造。解剖课是让医学生亲身、直观、真实研究和感受人体的课程，是医学基础课程，在课程中医学生需要打破对死者的文化禁忌，对同类的遗体进行切割、观察和其他教学操作。人体解剖课对于医学生是必要的、严肃的、重要的学习过程。

台湾慈济医院是我国首个将致敬大体老师仪式引入解剖学教育的医学院校。1994 年，台湾慈济医学院创校之初，一直为遗体来源而发愁，次年，罹患癌症的林蕙敏自愿将遗体捐赠给慈济医学院，这一举动使医学院的师生非常感动。之后，慈济医学院就将致敬大体老师的思想贯穿整个解剖学教学。在每一次解剖课程结束后，学生们都被要求完美地缝合上大体老师的皮肤，将大体老师的身体尽量恢复原貌。学校对缝合的要求非常严格，需要针脚左右间隔 0.5cm，前后间隔 1cm，让遗体看起来除了伤口之外尽量和解剖前一模一样。虽然解剖课程结束了，但在每年的清明节和教师节，慈济医学院的医学生都会自发前往祭拜曾经陪伴并教导他们的大体老师。一位捐赠者在捐出大体时说："宁可在我身上错开二十刀，不愿在病人身上开错一刀"，仅此一言，就足以做我们所有人的"良师"。它已经不是失去了生命的遗体，而是一个承载着生命记忆、令人尊重的老师。虽然遗体捐献者已经失去了完整形体，但致敬仪式不仅可以让逝者安灵，生者安心，更能让年轻的医学生从划下职业生涯的第一刀开始，就保有对生命的敬畏和怜悯。

（2）对待大体老师的态度、行为规范及其意义：解剖课的过程是科学的、严肃的，其目的是崇高而神圣的。对于将自己的遗体奉献给医学教育的人体老师，医学生应该心怀感恩，以敬爱的心态看待大体老师，严肃认真、虔敬谦恭地学习，用心地从大体老师赤诚的血肉之躯上学会救死扶伤的真本领，努力成为一名医术精湛且具有人文关怀的医者。

教师会宣读解剖实验室行为规范，内容包括不在解剖教研室、操作室喧哗打闹；从细节做起，保持教研室的干净整洁，课后整理好解剖器具、材料，从细节上尊敬和感恩大体老师；解剖课学习的过程也许是一个枯燥乏味的过程，持之以恒、有始有终、学有所成才是对大体老师的真正感恩。

（3）介绍大体老师的来源，身前故事：以往大部分教师只介绍大体老师与解剖课程学习有关的年龄、病史、死因等"生物性"的身前信息，但是越来越多的人意识到关于大体老师个人生活和社会关系等"人性特征"的介绍，更能让学生时刻铭记他曾是有着职业、爱好、家庭的活生生的人。避免只见病、只见器官不见人的狭隘生物医学观。

对于无法获悉生活史的大体老师，教师也可以引述和介绍历史上将自己的身体贡献给医学研究和教育的大体老师的故事。

（4）简要介绍致敬大体老师的仪式过程和意义：最后，教师要简短讲解致敬仪式的大致过程，让参与者对接下来的活动有所预期。

2. **默哀、致辞与鞠躬**　在教师的带领下，所有人面向大体老师，集体默哀1min（图8-5），有些仪式也加入向大体老师敬献菊花等悼念环节。然后，由教师宣读致敬词：

您（虽无名可记，但）曾为人父母，为人子女，今死而不已，以血肉之躯，供医者学习。您祈上苍，愿医者多努力，掌握医德良技，保健康，延寿命，克顽疾，不复误诊、误伤之悲剧。我将以至亲之意，怜伤痛，恤病体，解剖刀下获真知，以优秀成绩慰祭，愿逝者长安息。我以人道主义，救死扶伤，竭诚尽智，敬爱人命，成为杏林佳医。

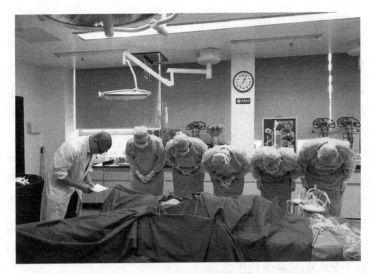

图8-5　某大学医学院大体腹腔镜手术教学之前致敬大体老师

宣读完毕后,集体面向大体老师三鞠躬,仪式结束。

3. **延续和保持**　大体老师致敬仪式形式简洁但意义重大。如果条件允许,应该以简短而庄重的方式(如,三鞠躬以示尊敬和感佩)在每一次解剖实验课中延续和保持。提醒学生常怀敬畏之心,常记感恩之情。

也可以考虑使用物质象征符号进行仪式效果的延续和保持,比如,在解剖实验室常设献给大体老师的致辞献花处、感怀留言簿、致敬留言电子屏等。

（四）注意事项及建议

1. **拓展**　除了在解剖教学课堂上将致敬大体老师的仪式进行延续和保持之外,还可以在场所、功能、对象等方面对此仪式进行拓展。

（1）空间拓展——从解剖课室到人体博物馆（陈列室）和

纪念网站：比如，很多医学院校在人体标本博物馆（陈列室）中也设置了关于感怀大体老师的内容，系统地展示解剖课致敬大体老师的仪式，并设有献花处。这种拓展既缅怀感恩大体老师，也呼吁更多人认识和了解器官、遗体捐赠，有双重意义。还可以进一步尝试通过播放纪录片、志愿者个人经历分享、现场提问和咨询等活动，更大程度拓展仪式教育的意义和参与者。有的学校还开设了遗体捐赠纪念网站，将仪式拓展到线上。

（2）对象拓展——从人类大体老师到实验动物：实验动物对于人类医学的贡献也是巨大的，除了感恩同类的贡献，很多医学院校和从事医学动物实验的机构也将感恩和尊敬之情拓展到了实验动物，树立了感恩纪念碑和献花处（图8-6）。

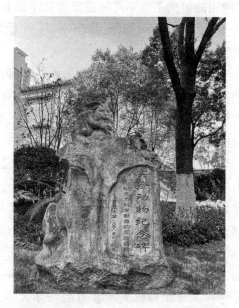

图8-6 复旦大学为实验动物树立纪念碑

2. 日常规范与言传身教 致敬大体老师的仪式是一个"点",而解剖课老师、助教和其他相关人员对大体的日常行为和态度就是"线"和"面",这些点、线、面共同影响和形塑着医学生的价值观和行为。

老师和前辈的言传身教要与仪式保持一致,传达一致的信息和情感,有助于维持仪式的教育效果。这就要求解剖实验室应该有尽量完备、正式、尊重大体的实验室行为规范,且教师和实验室工作人员能严格遵守。在规定未明示的领域,行为举止也应符合感恩大体、敬畏生命的情感基调和原则。

调研中发现很多容易被忽视的细节,如,实验室行为规范除了保证科学严谨、清洁卫生的规范外,还应要求尊重大体、善待大体的态度和行为;注意保持实验室的环境卫生,包括光线和气味;不使用的解剖工具不可随意弃置在遗体上;尊敬和慎重地对待大体老师的任何一部分,残骸处理和实验室清洁工作中也要体现敬意等。

3. 与一般性社会仪式的衔接 致敬大体老师虽然是在医学院特有的教学环境和教育阶段中举行的仪式教育,但是也可以与一般性的悼念、缅怀死者的社会仪式相衔接,在医学生作为普通人的朴素情感基础上激发和培养职业情感。

比如,某医学院的学生社团会在清明节组织"星星点灯"活动(图8-7):

清明节前后的一天傍晚,社团工作人员在露天广场的地上用蜡烛摆出"星星点灯"字样,然后开始播放活动暖场视频,内容是采访本校学生对大体老师的想法,视频吸引了很多路过的学生进入活动场地。待大部分学生进场完毕后,视频停止播放;主持人上场介绍仪式所具有的缅怀大体老师、致敬捐赠者、致敬医学的意义,并引导大家保持安静,提示将手机调至静音或震动状态;接下来,是关于医学精神和生命意义

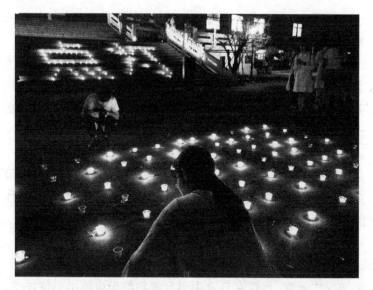

图8-7　"星星点灯"仪式上同学们怀着感恩和崇敬之心摆放蜡烛

的开场舞蹈及朗诵表演；主持人致开场白，介绍前来参加仪式的嘉宾，领导上场致辞表示对此次活动的赞许与关注；然后，播放了一段探访遗体捐赠者家属的视频；接下来是朗读，讲述一位父亲忍痛签下捐献脑死亡女儿器官和遗体的同意书的故事；最后环节，社团工作人员协助点燃参与活动的同学们手中的蜡烛，伴随着肃穆的音乐集体默哀3min；默哀结束后，在合唱表演的歌声中，志愿者带领同学们将蜡烛摆放到场地两侧心形图案内，并有序退场；画外音宣布仪式结束语，大家继续合唱直至音乐结束。最后，邀请遗体捐献志愿者、领导、工作人员一起合影留念，并赠送写有活动寄语的明信片。

　　整个活动的氛围沉重而庄严，感人至深。很多学生表示由衷融入了仪式的氛围：播放视频时，目不转睛地观看采访；聆听朗诵时，忍不住眼含热泪；集体默哀的时候，双手捧着小蜡烛，小心翼翼地护着,生怕被风吹灭。巨大的感动和敬意从细小的举手投足中透露出来。

这类由学生社团组织的清明节仪式教育活动,借民间悼念逝者的风俗,引导大家关注与大体老师相关的信息,深化相关情感和思考,形式上更灵活,内容设计和安排更显得亲切动人。

六、其他仪式

除去以上四种具有鲜明特色的医学生仪式教育外,还有很多关于医学的仪式教育元素可以融入日常课堂教学以及一般性的大学生仪式教育中。以下列举一二。

(一)课堂中的医学生仪式教育

课堂是医学生学习生活的日常场所,但是如果适当设计和添加仪式元素,也能在日常中引发润物细无声的小小仪式感,延续仪式教育的效果和意义。

1. **代表人物画像、塑像** 医学圣贤的形象是人格化了的象征符号,让人联想到与之有关的职业精神、理念和历史,即使脱离了仪式场景,他们的形象也能对人产生触动。因此,可以在教学楼或教室中设置中外医学史上的重要代表人物画像或雕塑,并注意做好人物的文字介绍和名人名言摘录,让学生的学习生活浸润于医学发展的历史知识中,感受到医学精神和价值的引领。

2. **誓词文本** 仪式的现场氛围和效果能在短时间内直接激发人的强烈直观感受,相较之下,与医学精神有关的誓词文字需要通过人的语言、思维进行理性处理,更能长时间回味、思考和铭记。在校园文化环境建设时,可以考虑在教学区域以浮雕、海报等形式长期设置《希波克拉底誓言》《医学生誓言》等阐述医者使命和价值观的文本,对医学生进行潜移默化的文化环境熏陶。

3. 机会仪式教育　可以灵活选择仪式教育的时机,在相关课堂教学中,结合历史上和现实中的重大医学事件、社会实践开展小型仪式活动。比如,某次轰动全国的伤医事件之后,在某医科大学的临床医学课堂上,老师组织学生重温《希波克拉底誓言》,抚慰学生彷徨失望的情绪,重新唤起对医者职业的认同和归属感。

4. 服饰要求　不少医学课堂要求学生统一着装,比如,护理学课堂要求学生着护士帽、护士服和护士鞋;临床见习课要求学生着白袍。服饰是职业身份的重要标志,除了着装本身,还应让学生了解职业服饰的发展历史和象征意义,让日常的着装也成为一种促进专业认同的微仪式。

5. 其他象征符号　一些医学院校也把悬壶、杏林等具有医学象征意味的中国传统符号用于校园和课堂文化氛围营造。此类象征符号的设置要注意,"物在"是一方面,更重要的是"义见"。也就是说,象征物的出现和在场是前提,但是让医学生了解物所代表的故事,理解和认同物所传递的精神才是重点。

(二)医学生毕业典礼

毕业典礼是所有学生学有所成离开学校时的纪念仪式,这种一般性的教育仪式也能通过设计,对医学生产生特殊的仪式教育意义。医学教育在所有文化中都是最艰辛、最困难、最漫长的专业教育,医学生的毕业典礼可以有针对性地营造成具有专业特性的仪式,引发更丰富、更深刻的情感体验。

1. 毕业时节的多重感情需求　毕业时,医学生至少有四种类型的情感需要有所寄托。

在普遍意义上,他们完成了阶段性学习,需要获得学校权威的认可,并留下里程碑式的纪念。

在专业意义上,他们要回顾和纪念自己艰苦但硕果累累的医学学习经历，为上一个阶段画下句点，并开启下一个阶段的学习和工作。

在地理意义上，他们将告别熟悉的校园环境、氛围和文化，前往一个新的环境生活。

在人际意义上，他们要和相处多时的老师、同学们依依惜别，准备进入新的人际关系网络。

2. **毕业时节的多元仪式**　毕业时节也大致需要四类仪式来满足以上四个方面的情感需求。

（1）一般性的教育仪式：包括大家耳熟能详的拍毕业照、拨穗、授予毕业证等。

（2）医学相关的仪式：包括前文曾介绍过的护士授帽、白袍授予、医学生宣誓等，有的医学院还创造性地设计了一些有医学特色的仪式和场景，比如，将堆叠起来高度等身的医学教科书做成合照背景板，让学生可以留影纪念自己非同寻常的学医旅程（图8-8）。

（3）校园相关仪式：这类仪式通常以学生们自行组织的、非正式的形式开展，比如与校园标志和地标合影，重访在自己学习生活中有特殊意义的地点、留下纪念等。比如，校门、食堂、图书馆、教学楼、体育场、宿舍楼、校史馆、许愿树、花园等场所常常成为"非官方"的毕业留影胜地。

（4）人际仪式：这类仪式通常也是非正式的，比如，谢师宴、散伙饭、师生、生生之间互赠临别赠言等。

3. **拉长时间，丰富活动、灵活组织、满足多重需求、留下长期印记**　毕业时节的仪式应明确核心目标人群是医学生，应从医学生的信息接受特点、情感特质和具体情境出发来设计和安排所有仪式。不能为满足其他干系人的意愿和需求而忽视学生的意愿。

鉴于毕业时节医学生对仪式的多重需求，我们建议可以将

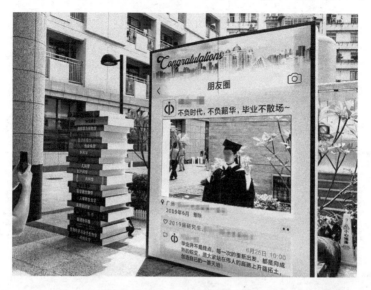

图8-8 某医学院为毕业生设置的医学教科书留影处和留言墙

以往只有几个小时的毕业典礼"拉长",策划成为期数天或数周的系列仪式,通过丰富多元的活动、灵活多样的组织方式,满足学生的多重情感需要。每天(周)可以选取前述四类仪式中的一类为主题,组织正式的仪式,同时也为学生自行组织的非正式仪式提供辅助和便利。比如,提供学校名师的合照背景板;推出关于学校各类标志性建筑的拍照攻略;制作与学校或医学专业有关的象征符号供毕业生留影、留念;设置电子留言墙等。

(高一飞)

附录：相关文献研究、定量及定性调研的样本和方法

一、文献研究

通过以"医学教育"和"仪式"为关键词，以"主题"为检索范围，检索了中国知网 2019 年 12 月以前收录的相关文献（附录图 1），大致分为两类——新闻报道与学术研究。其中，新闻报道类文献数量较多，占了十年来医学教育仪式相关文献的近八成。这类文献大多数专注于可读性强、容易引起读者兴趣的个案报道，主要是对高等医学院校的仪式教育进行纪实性报道，很少有系统性的分析和研究。另一类是专门研究医学生仪式教

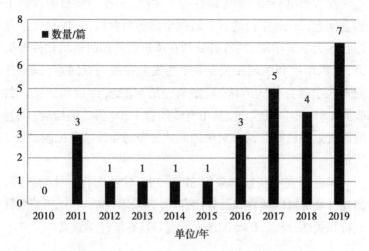

附录图 1　2010—2019 年医学教育仪式学术文献数量

育的学术研究论文。这类文献的数量偏少，获得的关注不多，主要是从医学人文教育的角度定性地探讨仪式教育的意义，大部分文章指出我国对医学生的仪式教育重视还有待提高，教育实践转化的效果仍存在很大进步空间。

相较而言，在教育学、人类学领域，对更普遍意义的仪式和仪式教育的研究文献积累颇丰（附录表 1），研究历史更久，研究方法和框架也更加成熟，值得医学教育仪式的研究借鉴。

附录表 1　2010—2020 年仪式相关文献类别及数量

内容类别	学术研究数量 / 篇
医学教育仪式相关研究	26
仪式教育相关研究	1 562
有关仪式的人类学研究	13 254

二、定量研究

我们通过查阅、参考以往相关文献，根据调研目的设计了调查问卷，2020 年初通过 3 所医学高等教育机构（医科大学及综合性大学医学院）的教务处和在读班级的即时通信软件等渠道，向医学生和医药相关专业学生发放在线调查问卷，调研他们对医学教育仪式的认知、参与经历、感受、评价和意见。共收到 1 318 份问卷反馈，其中有效问卷 1 309 份。经检验，问卷的信度效度良好。调查对象的专业分布与年级信息见附录表 2 所示。

问卷调查所获数据采用 SPSS 25.0 软件进行统计学处理，描述计数资料以频数和百分比表述，并采用 Somers' D 相关系数进行相关性分析。$P < 0.05$ 表示差异具有统计学意义。

附录表 2　问卷调查对象基本信息

变量	人数	比例 /%
专业		
临床医学类 *	843	64.40
预防医学	129	9.85
基础医学	20	1.53
中医学	77	5.88
中西医结合	62	4.74
护理学	31	2.37
医学检验技术	31	2.37
中药学	31	2.37
其他 **	85	6.49
年级		
大一	36	2.75
大二	814	62.18
大三	136	10.39
大四	125	9.55
大五	176	13.45
硕士研究生	21	1.60
博士研究生	1	0.08

注：* 根据本研究目的，此处"临床医学类"指的是毕业后"直接面对病人"的医学专业，包括专业分类中的临床医学、口腔医学、精神医学、医学影像学和麻醉学专业。

** 根据本研究目的，此处"其他专业"包括法医学、药学、临床药学、药物化学、药物分析、生物工程、卫生检验与检疫、制药工程、生物技术、生物制药、中药制药、生物科学、康复治疗学、医学实验技术和社会医学与卫生事业管理等，毕业后不需要直接面对病人的专业。

三、定性研究

在定性调查方面，我们采用个人深度访谈、专题小组讨论、实地调查等质性研究方法，深入了解不同专业的医学生参与仪式教育的感受、收获及评价，以及教师、教育管理者组织仪式的心得。访谈对象信息见附录表3所示。

附录表3 定性调查参与者基本信息

身份	人数
医学生	38
仪式组织者	15

访谈所获资料按主题归纳、分类、编码，总结模式和规律，为定量数据提供验证、解释和个案分析。

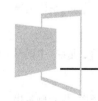

参考文献

[1] 米夏埃尔·比尔冈. 古代罗马帝国 [M]. 郭子龙, 译. 北京: 商务印书馆, 2014.

[2] 翟杉. 仪式的传播力——电视媒介仪式研究 [M]. 北京: 中国传媒大学出版社, 2014.

[3] 高福进. 西方人的习俗礼仪及文化 [M]. 上海: 上海辞书出版社, 2003.

[4] 洛蕾利斯·辛格霍夫. 我们为什么需要仪式: 心灵的意义、力量和支撑 [M]. 刘永强, 译. 北京: 中国人民大学出版社, 2009.

[5] 维克多·特纳. 象征之林: 恩登布人仪式散论 [M]. 赵玉燕, 译. 北京: 商务印书馆, 2012.

[6] 维克多·特纳. 仪式过程: 结构与反结构 [M]. 黄剑波, 柳博赟, 译. 北京: 中国人民大学出版社, 2006.

[7] 希波克拉底. 希波克拉底誓言: 警戒人类的古希腊职业道德圣典 [M]. 綦彦臣, 译. 上海: 世界图书出版社, 2004.

[8] 张鸿铸, 何兆雄, 迟连庄. 中外医德规范通览 [M]. 天津: 天津古籍出版社, 2000.

[9] 常宇, 李蔓荻. 中医是本故事书 [M]. 北京: 化学工业出版社, 2009.

[10] 张俐敏. 中医故事读本 [M]. 北京: 人民卫生出版社, 2019.

[11] 周国林. 神仙传全译 [M]. 贵阳: 贵州人民出版社, 1998.

[12] 兰德尔·柯林斯. 互动仪式链 [M]. 林聚任, 王鹏, 宋丽, 译. 北京: 商务印书馆, 2012

[13] 保罗·康纳顿. 社会如何记忆 [M]. 纳日碧力戈, 译. 上海: 上海人民出版社, 2000.

[14] 亨利·西格里. 人与医学: 西医文化史 [M]. 朱晓, 译. 北京: 中国友谊出版公司, 2019.

[15] 罗伊·波特. 剑桥插图医学史 [M]. 张大庆, 主译. 济南: 山东画报出版社, 2007.

[16] 尼克·库尔德里. 媒介仪式: 一种批判的视角 [M]. 崔玺, 译. 北京: 中国人民大学出版社, 2016.

[17] 大卫·科泽. 仪式、政治与权力 [M]. 王海洲, 译. 南京: 江苏人民出版社, 2015.

[18] 孙思邈. 备急千金要方校释 [M]. 李景荣等, 注. 北京: 人民卫生出版社, 2014.

[19] 周文柏. 中国古代礼仪大辞典 [M]. 北京: 中国人民大学出版社, 1992.

[20] 彭兆荣. 人类学仪式的理论与实践 [M]. 北京: 民族出版社, 2007.

[21] 吴晓群. 古代希腊仪式文化研究 [M]. 上海: 上海社会科学出版社, 2000.

[22] 亨利·欧内斯特·西格李斯特. 疾病的文化史 [M]. 秦传安, 译. 北京: 中央编译出版社, 2009.